GUSTAV DOBOS

Vom Schmerz

Antworten eines Professors für Naturheilkunde

1. Auflage 2015
ISBN 978-3-945543-11-5

Redaktion: Dr. Petra Thorbrietz
Lektorat: Regina Carstensen
Gestaltung: Jakob Flame
Illustration: Tijmen Brozius
Herstellung: Jan Russok, Peter Karg-Cordes
Druck und Bindung: GGP Media GmbH, Pößneck

www.esverlag.de

Prof. Dr. med. GUSTAV DOBOS

Vom Schmerz

Antworten eines Professors für Naturheilkunde

mit Dr. Petra Thorbrietz

ELISABETH
SANDMANN

Über den Autor

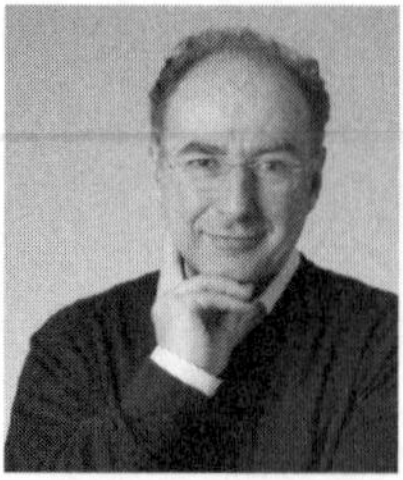

Gustav J. Dobos ist ein Pionier der Integrativen Medizin in Deutschland. Deren Ziel ist, die moderne Hochleistungsmedizin mit einer wissenschaftlich überprüften Naturheilkunde zu verbinden. In diesem Sinne behandelt der Internist schwer chronisch Kranke in seiner Klinik für Naturheilkunde am Knappschaftskrankenhaus in Essen. Ein großer Teil seiner Patientinnen und Patienten leidet unter chronischen Schmerzen. Sie werden unter anderem mit Mind-Body-Medizin behandelt – Methoden, die sich in den USA aus der Stressforschung entwickelt haben. Dobos lehrt und forscht als Lehrstuhlinhaber für Naturheilkunde und Integrative Medizin an der Universität Duisburg-Essen.

»Es geht um den Patienten selbst,
nicht um sein Symptomenbild.
Es geht um seine Stärken,
nicht um seine Schwächen.«

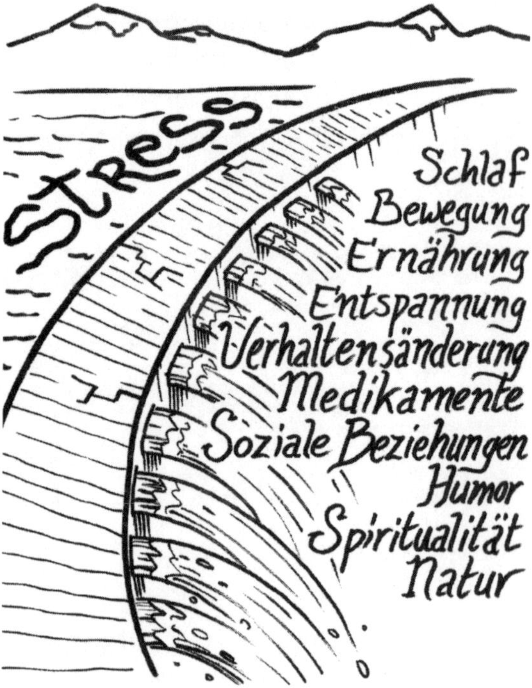
STRESS
Schlaf
Bewegung
Ernährung
Entspannung
Verhaltensänderung
Medikamente
Soziale Beziehungen
Humor
Spiritualität
Natur

Inhalt

Vorwort

von Bettina Böttinger

Die erste Begegnung mit Gustav Dobos erinnere ich sehr genau, er war 2009 Gast in meiner Talkshow „Kölner Treff". Dieser Pionier der Naturheilkunde machte einen sehr ruhigen, vor allem freundlichen Eindruck. In den Anfangsjahren sei er als Leiter der Naturheilkundeklinik am Knappschaftskrankenhaus in Essen oft belächelt worden, erzählte er. Vor allem die Selbstheilungskräfte würden in der konventionellen Therapie vernachlässigt. Und mit Nachdruck forderte er eine neue Auffassung von Medizin, die mehr Antworten bereithält als die klassische Schulmedizin. Seine Entschiedenheit, mit der er forderte, Ärzte müssten sich breiter aufstellen, beeindruckte mich.

Und dann hatte es mich erwischt. Nach dem Tod meiner Mutter, mit dem ich in absehbarer Zeit rechnen musste, der mich aber doch mit überraschender Härte traf, geriet ich in eine schwere Krise. Ich bin stress-erprobt und gerade in schwierigen Situationen diszipliniert, habe immer viel gearbeitet und Privates oft hintangestellt. Aber dieser Tod nahm mich mit, zumal ich zeitgleich eine enge Freundin auf ihrem Weg durch eine schwere Krebserkrankung bis zu ihrem Tod begleitete. Beruflich war mein Pensum wie immer erheblich. Die wöchentliche Talksendung, über 20 festangestellte Kollegen, die mich in dieser Zeit solidarisch unterstützten. Trotzdem kam ich mir immer mehr vor wie ein gehetztes Tier. Für meine Trauer hatte ich weder Zeit noch Raum, ich musste funktionieren und biss die Zähne zusammen. Es nützte nichts, im Gegenteil. Schlafstörungen, nie vorher erlebt. Appetitlosigkeit, dabei wurde in meiner Familie immer gerne und gut gegessen. Kopfschmerzen, ein mir bis dato unbekanntes Phänomen. Mein Rücken schien versteinert, nichts ging mehr. Gereizt reagierte ich auf alles Neue, dazu kam die Panik, die von Herzrasen sekundiert war, es einfach nicht mehr zu schaffen.

Dann fiel mir Professor Dobos ein, und ich flüchtete förmlich nach Essen. Schon während des ersten Gesprächs im Essener Knappschaftskrankenhaus wurde mir klar, dass er mir helfen würde. Durch seine ruhige, besonnene Art fühlte ich mich ernst genommen. Er stellte Fragen, die mir zeigten, dass er verstand, worum es ging. Mein Ich war aus der Fassung geraten. Und die nächste Sendung stand schon auf dem Plan. Ich, besser gesagt er, hatte genau elf Tage Zeit, mich wieder zusammenzusetzen. Mehr war nicht drin. Diese Tage waren ausgefüllt mit Gesprächen, Yoga, ayurvedischen Anwendungen und einer craniosakralen Massage. Nicht zu vergessen die vollwertige Ernährung. Meine Verspannung ließ nach, ich spürte mich wieder, fasste wieder Lebensmut. Ich habe keine Neigung zum Kitsch, aber es war so, dass ich die Klinik mit einem Lächeln und in tiefer Dankbarkeit verließ. Die Beschwerden waren verschwunden. Im Anschluss an diesen Aufenthalt vermittelte Professor Dobos mich an eine Psychologin wegen einer Trauertherapie und an eine Yogalehrerin, damit die neue Stabilität nicht gleich wieder ins Wanken geriet. Er dachte weiter als bis zur Tür seines Hauses. Ich hatte Glück gehabt, auf einen solchen Arzt zu treffen.

Meine Mutter war als junge Frau bereits an Tuberkulose erkrankt und musste Jahre in Kliniken und Sanatorien verbringen. Sie war immer sehr tapfer, klagte nie. Durch sie begriff ich schon früh, wie wichtig die persönliche Ansprache durch Ärzte und Pflegepersonal ist. Ich erinnere, wie sie einmal, in einem bedauernswert schlechten Zustand, in ihrem

Bett lag und weinte. Der Arzt habe sie bei der Visite nicht einmal angeschaut und sei vor der Beantwortung ihrer Frage schon wieder aus dem Zimmer gewesen. Am Ende ihres Lebens traf sie auf einen wundervollen Arzt. Nach all ihren Erfahrungen kommentierte sie: „Dieser Arzt hat mir meine Würde zurückgegeben."

Unser Gesundheitssystem ist sehr, sehr teuer. Die Ökonomisierung schreitet fort. Es gibt viel zu verdienen, unzählige Lobbyisten perfektionieren dieses System. In einem Gesundheitswesen, in dem Profitgedanken das Wichtigste sind, wird der kranke Mensch zwangsläufig zu kurz kommen.

Ich weiß nicht, was passiert wäre, wenn ich damals nicht Professor Dobos aufgesucht, sondern mich mit Verdacht auf Burn-out in eine „normale" Klinik begeben hätte. Die Behandlung wäre sicherlich sehr teuer geworden und hätte eine Weile gedauert. Meine private Krankenkasse hat sich übrigens geweigert, die Kosten für die Behandlung in der Naturheilkundeklinik am Knappschaftskrankenhaus Essen-Steele voll zu übernehmen. Irgendwie habe ich mich darüber nur geärgert, aber nicht gewundert.

» 13 Millionen Menschen leiden in Deutschland an chronischen Schmerzen. Sie verkrampfen sich unter Stress, leiden unter Abnützungserscheinungen oder haben eine von Entzündungen begleitete Immunerkrankung. Um Erleichterung zu finden, nehmen viele der Betroffenen Medikamente ein, die irgendwann neue Symptome und andere Erkrankungen mit sich bringen. Bisher ist es der Medizin nicht gelungen, diese Negativspirale umzukehren. Die Entwicklung wird sich eher noch verstärken, je älter unsere Gesellschaft wird. Das müsste nicht so sein. Es gibt Auswege aus der Schmerz-Falle. Wir müssen neue Erfahrungen machen. Patienten wie Ärzte. «

I.

Schmerz – ein „schwieriges" Syndrom

Jeder von uns hat irgendwann einmal Schmerzen. Dann werden wir plötzlich zu anderen Menschen, als würden wir unsere Persönlichkeit ändern. Wir werden reizbarer, fühlen uns schwach, unserem Körper ausgeliefert. Wir haben ihn nicht mehr unter Kontrolle. Das passt uns gar nicht. Ich hatte schon als Jugendlicher, zu einem Zeitpunkt, wo man eigentlich noch die Welt aus den Angeln hebt, quälende Rückenschmerzen. Damals fing ich an, mich für Yoga zu interessieren. Ich praktiziere es seither regelmäßig. Heute habe ich viel seltener Beschwerden als als junger Mann.

Dann war ich Assistenzarzt auf einer Rheuma-Station. Die Patienten teilten sich in zwei Gruppen – die der größeren Gruppe hatten verkrüppelte Gelenke, viele davon waren arbeitsunfähig geschrieben. Drehtürpatienten. Sie bekamen immer mehr Medikamente und hatten immer mehr Nebenwirkungen, zusätzlich zu ihrer Grunderkrankung. Die zweite Gruppe war kleiner. Zu ihr gehörten einige wenige Patienten, die seit 20 Jahren Rheuma hatten, sich aber erst jetzt stationär behandeln ließen. Wenn man nachfragte, wie sie die letzten Jahre ohne medizinische Hilfe überstanden hätten, sagten sie, sie hätten gesund gelebt, ihren Stress reduziert, sich selbst naturheilkundlich behandelt. Aber mit zunehmenden Jahren reiche das nun leider nicht mehr. Deshalb seien sie in die Klinik gekommen.

Diese Patienten, denen ich nur Anerkennung zollen konnte für ihre Souveränität, waren bei den Fallbesprechungen im Ärzteteam regelmäßig Anlass für Spott, nach dem Motto: „Jetzt haben die so lange brav gelebt und es hat doch nichts genützt." Diese Erfahrung gehörte zu meinen frühesten Irritationen an meinem medizinischen Stand: Warum wurden Eigeninitiativen von Patienten lächerlich gemacht, anscheinend als feindlich empfunden?

Nur die späte Kapitulation der Rheumakranken schien meine Kollegen zu interessieren, nicht etwa die lange Phase, in der sie auch ohne hohe Medikamentendosen gut ausgekommen waren. Ich aber begann mich genau dafür zu interessieren – für die beschwerdefreien Phasen und die Frage, was dazu verholfen hatte.

Chronische Krankheiten tragen fast alle diese Muster: Eine langsame Steigerung der Symptome führt zu einer Steigerung der Medikamentendosen, diese verursachen Nebenwirkungen, die wiederum die Einnahme anderer Arzneimittel nach sich ziehen. Die Grunderkrankung aber bleibt oder verschlimmert sich sogar.

Die Patientinnen und Patienten, die in unsere Essener Klinik kommen, haben fast alle eine lange Odyssee hinter sich – eine Irrfahrt durch Arztpraxen, Ambulanzen und Krankenhäuser. Sie haben Phasen der Hoffnung und der Verzweiflung erlebt, Momente der Wut und der Aussichtslosigkeit.

Sie bringen seitenweise Untersuchungsbefunde mit, auch Röntgenbilder, Arztbriefe, Expertengutachten. Viele Menschen haben sich um sie bemüht – manche hingebungsvoll, andere mit professioneller Routine, Dritte mit autoritärer Strenge. Je nachdem, welchen Spezialisten sie aufgesucht haben, hat dieser Schritt eine neue Kette von Untersuchungen und Diagnosen ausgelöst.

Selten wurden die Teile dieses Puzzles miteinander verbunden, in einen gemeinsamen Kontext gesetzt. Häufig haben die Therapien keine anhaltenden Fortschritte gebracht. Viele unserer Patientinnen und Patienten leiden unter anhaltenden schweren chronischen Schmerzen.

Schmerz als Kränkung

Irgendwann waren alle einmal müde – die Betroffenen und die Behandler. Wir Ärzte empfinden es leicht als eine Kränkung, wenn all unsere Bemühungen nicht fruchten, und die Beschwerden einfach nicht verschwinden wollen. Dann kann es auch passieren, dass wir die wachsende Aggression, zu der uns die Hilflosigkeit führt, nicht mehr verbergen können.

Wir stempeln diese Patienten als „zimperlich“ oder „hysterisch“, jedenfalls als irgendwie „schwierig“ ab, weil sie auf unser Tun nicht ansprechen, einfach in keines unserer gelernten Schemata passen wollen.

›› Manche Patienten erwarten sich eine einfache Lösung, die den Schmerz zum Schweigen bringt. Wir bringen aber erst einmal vieles in Bewegung. ‹‹

Wir in Essen haben sehr viele solcher „schwierigen“ Patientinnen und Patienten. Anfangs, als die Klinik für Naturheilkunde und Integrative Medizin noch ein Modellvorhaben des Landes Nordrhein-Westfalen war und fünf Jahre der strengsten Überprüfung über sich ergehen lassen musste, wurden uns solche Patienten gezielt von hämischen Kollegen überwiesen – nach dem Motto: „Wenn die glauben, die machen die bessere Medizin, dann sollen die sich doch mal die Zähne ausbeißen ...“.

Es hat Jahre gedauert, bis sich das Blatt gewendet hat: Heute bekommen wir Patienten mit komplexen und kompliziertesten Krankengeschichten geschickt, denen die überweisenden Ärzte gesagt hatten: „Ich kann Ihnen nicht mehr helfen, Sie müssen nach Essen.“

Chronische Schmerzsyndrome machen einen großen Teil der Erkrankungen aus, die wir an unserer internistisch-naturheilkundlichen Klinik behandeln. Die Patientinnen und Patienten werden dabei mit einem Mix aus konventioneller Schulmedizin, klassischer und erweiterter Naturheilkunde wie zum Beispiel Kneippen und Elementen anderer traditioneller Heilkunden wie etwa Akupunktur therapiert.

Hinzu kommt die Mind-Body-Medizin: Ihre aus der Stressforschung entwickelten Verfahren nutzen das Zusammenspiel von Psyche, Nerven- und Immunsystem, um auf den Körper Einfluss zu nehmen. Alle Therapiebausteine sind sicher und wissenschaftlich überprüft.

Der aktive Patient

Patienten werden bei uns im ursprünglichen Sinn des Wortes behandelt – mit Wickeln, chinesischen Massagen, Akupunktur, Physio- oder Atemtherapie. Einen wichtigen Teil des Tages sind sie aber auch selbst aktiv – mit Yoga, Entspannungsübungen, Meditation, Bewegung. Nicht allen Patienten liegt das. Manche erwarten immer noch eine einfache Lösung, die den Schmerz zum Schweigen bringt. Wir bringen aber erst einmal vieles in Bewegung. Unser Fokus liegt dabei weniger auf der schmerzenden Region selbst, sondern vor allem darauf, die Selbstregulation der Patienten zu aktivieren – manche nennen es Selbstheilungskräfte. Anders gesagt: Wir behandeln in erster Linie nicht die Krankheit, sondern den ganzen Menschen.

„Ganzheitlich" – für viele Mediziner ist das ein Reizwort aus dem Vokabular der Esoterik. Für Patienten drückt der Begriff eine Sehnsucht aus, in ihrer ganzen Persönlichkeit angenommen zu werden, mit allen Stärken und Schwächen.

In der Realität verbirgt sich dahinter ein komplexer Prozess aus Diagnostik und Reiz-Reaktions-Therapien, eingebettet in Zuwendung, Kommunikation und Information. Zur ersten wirklichen

Herausforderung wird es für die Patienten, wenn sie erkennen, dass ganzheitlich behandelt zu werden auch bedeutet, aktiv zu werden und selbst etwas ändern zu müssen. Weil der Schmerz eben in den seltensten Fällen nur mit dem Rücken oder dem Bauch zu tun hat. Wir versuchen ihnen zu zeigen, dass diese Herausforderung die Tür zu einem riesigen Potenzial in ihnen selbst öffnen kann.

Bewusstlos funktionieren

Wir werden von der Gesellschaft gefordert, ständig zu funktionieren – und die Werbung für frei verkäufliche Schmerzmittel suggeriert auch, dass das geht („In 15 Minuten Erleichterung"). Patienten mit chronischen Kopfschmerzen oder chronischer Migräne zum Beispiel sind solche „Funktionierer" oder „Steher". Eine unserer Patientinnen hat sich selbst so beschrieben – der Ausdruck trifft es gut: Meist sind es aktive, engagierte, verantwortungsbewusste und opferbereite Menschen, die zuallererst nicht an sich denken, sondern an die Kinder, den Partner, die Ausbildung, die Pflege der Eltern, den Job. Aber auch viele Abnutzungs- oder funktionelle Schmerzen wie verletzte Wirbel oder „eingefrorene" Schultern gehen auf übergroße Belastungen zurück, darauf, nicht rechtzeitig „die Notbremse" gezogen zu haben.

Irgendwann verselbstständigt sich der Prozess des Abspaltens eigener Bedürfnisse. Wer seit Jahren oder Jahrzehnten Schmerzmittel einnimmt, verliert mehr und mehr das Gefühl für sich selbst – körperlich wie seelisch. Die inneren Anliegen und Wünsche werden wie ein äußerer Feind bekämpft. „Jetzt nicht", ist eine klassische Ansage der Betroffenen. Doch irgendwann funktioniert die Abwehr nicht mehr: Erst muss die Dosis eines Medikaments gesteigert werden, dann treten Nebenwirkungen auf – Magenschmerzen, Darmblutungen, eine Verschlechterung der Nierenfunktion. Kopfschmerz- und Migränepatienten, denen starke Schmerzmittel kurzfristig das stechende Pochen oder das dumpfe Klopfen rauben, bekommen langfristig davon neue Kopfschmerzen – von ihren Medikamenten.

» Wer seit Jahren oder Jahrzehnten Schmerzmittel einnimmt, verliert irgendwann das Gefühl für sich selbst. «

Schließlich helfen nur noch starke Opioide. Diese verursachen Verstopfung, bremsen die Vitalität und machen langfristig abhängig. Irgendwann ist das Ende der Fahnenstange erreicht und nichts, was irgendwie noch verordnet werden kann, ist mehr wirksam. Dann sind die Patienten plötzlich in einer Notlage.

Zu uns kommen Patientinnen (meist sind es Frauen), die mehr als zwanzigmal Migräne im Monat haben – weil die Anfälle häufig länger als 24 Stunden dauern, also so gut wie immer. Sie sollen aber höchstens achtmal im Monat das Medikament Triptan nehmen, sonst haben sie unter anderem mit einer deutlichen Erhöhung eines Schlaganfallrisikos zu rechnen. Selbst wenn sie dieses Risiko und die Dosierungsgrenze entgegen der ärztlichen Anweisung ignorieren, sind sie irgendwann hilflos, weil auch dieses stärkste aller Migränemittel seine Wirkung verloren hat.

Als junger Assistenzarzt in der Nephrologie an der Uniklinik Freiburg hatte ich die schlimmsten Folgen dieses Teufelskreises täglich vor Augen: Viele der Patienten waren wegen Schmerzmittelmissbrauchs auf der Dialysestation. 40 Prozent der tödlich verlaufenden Nierenversagen und jede fünfte der notwendigen Nierentransplantationen wurden damals darauf zurückgeführt. Der Wirkstoff

Phenacetin, einst häufiger Bestandteil der Schmerzmittel, wurde inzwischen verboten. Aber es gibt auch heute noch genügend Präparate, welche die Nieren belasten: zum Beispiel Rheumamittel wie Diclofenac oder Ibuprofen.

In der Akutmedizin – nach einem Unfall, auf dem OP-Tisch oder in einer anderen Notlage – sind Schmerzmittel ein Segen, die Möglichkeit, sofort Abhilfe zu schaffen, Kreislauf und Psyche zu stabilisieren. Chronische Schmerzen aber sind ein ganz anderer Fall. Nicht nur, weil der Körper ein Schmerzgedächtnis hat, das ein Eigenleben führt.

» Es macht keinen Sinn, chronische Schmerzen so zu behandeln wie eine Kette aufeinanderfolgender Akutschmerzen. «

Schmerzen sind ein Warnsignal, das neurologisch übermittelt wird, in einem komplexen Schaltkreis, der immer noch nicht vollständig verstanden ist. Die Bewertung der Signale findet – bewusst wie unbewusst – im Kopf statt. Davon hängt ab, wie stark der Schmerz empfunden wird. Erinnerungen und Vergessenes, Stress genauso wie Entspannung, Gefühle wie Hilfslosigkeit, aber auch Vertrauen spielen dabei eine entscheidende Rolle. Selten ist es nur die körperliche Verletzung, die schmerzt. Deshalb macht es auch keinen Sinn, chronische Schmerzen so zu behandeln wie eine Kette aufeinanderfolgender Akutschmerzen.

II.

Schmerztherapie – die Einbahnstraße der Medikamente verlassen

Chronische Schmerzen sind gelernte Schmerzen – irgendwo zwischen Kopf und dem restlichen Körper haben sich Signalpfade zu einer Art Autobahn verfestigt und die Nebenstraßen zunehmend blockiert. Eine Behandlung kann nur dann erfolgreich sein, wenn sie es schafft, diese Einbahnstraße wieder in ein Netz von Nervenbahnen zu verzweigen, das in alle Richtungen offen ist. Das lässt die Schmerzen noch nicht automatisch verschwinden. Aber es öffnet Wege zu neuen Erfahrungen, die nach und nach den alten Schmerz überlagern können.

Diesen Prozess versuchen wir zu stimulieren, auf vielen Ebenen gleichzeitig: Indem wir körperliche Reize setzen und Reaktionen provozieren – eines der Grundprinzipien der Naturheilkunde. Durch Information und Training, was das Bewusstsein anregt. Durch Entspannung und meditative Übungen, die an das Unbewusste stoßen. Und durch Gespräche und soziale Unterstützung – im Kontakt mit dem Behandlungsteam genauso wie innerhalb der Patientengruppen.

Menschliche Medizin

Wollen Mediziner die Erfolge der Naturheilkunde diskreditieren, dann werfen sie ihr vor: „Alles nur Placebo!" Natürlich, heißt es dann, würde es eine Behandlung verbessern, wenn man mehr Zeit hätte und den Patienten größere Aufmerksamkeit schenken könnte. Aber das werde im deutschen Gesundheitssystem eben nicht vergütet.

Beides ist falsch. Man kann, wie unser Essener Beispiel zeigt, sehr wohl die Krankenkassen vom Sinn naturheilkundlicher Behandlungen überzeugen, wenn die Ergebnisse für sich sprechen. Da wir nämlich alle körperlichen, psychischen und seelischen Ressourcen der Patienten ansprechen, aktivieren wir auch ihre innere Bereitschaft zur Gesundung. Das aber ist ein nachhaltiger Prozess und geht weit über das hinaus, was die klassische Medizin Placebo nennt und worunter sie letztlich nur eine eingebildete Wirkung versteht.

Das Umfeld der Behandlung spielt in jedem Fall eine wichtige Rolle. Unsere Patienten kommen in eine schön gestaltete Klinik ohne Fernseher und Radio, aber mit viel Licht, Stille und Natur darum herum. Für manche ist das anfangs wie ein Schock, diese Vollbremsung aus einem hektischen Alltag heraus. Doch der Reizentzug ist bereits der erste Schritt auf einem neuen Weg und medizinisch höchst wirksam.

» *Die innere Bereitschaft zur Gesundung zu wecken ist ein nachhaltiger Prozess und geht weit über das hinaus, was die Medizin als Placebo geringschätzt.* «

Beunruhigende Ruhe

„Als ich hier ankam, also die ersten Tage, da hat mir erst mal alles so richtig wehgetan ...“ Die ungewohnte Ruhe macht, so paradox das klingt, viele Menschen nervös. Signale des Körpers werden plötzlich so richtig bewusst – die vielen kleinen An-

und Verspannungen, die Steifheit, Herzklopfen, Unruhe. Steigt man aus seinem gewohnten Umfeld aus, bleibt man plötzlich mit sich allein – das kann auch Angst auslösen. Denn ein Teil des sonst so gehetzten Tagesablaufs hat immer auch damit zu tun, die eigenen Körpersignale zu unterdrücken – mit Kaffee, Alkohol oder noch mehr Arbeit.

Während die Patienten auf sich selbst und ihre Befindlichkeiten zurückgeworfen sind, beginnen wir Ärzte nach handfesten Befunden zu fahnden – ganz konventionell. Wir veranlassen zum Beispiel eine Kernspintomografie, falls bei chronischem Kopfschmerz noch nicht abgeklärt wurde, ob vielleicht ein Tumor die Symptome auslöst. Wir machen Blutbilder und Rheumatests, um Auskunft über mögliche Entzündungsaktivitäten zu erhalten, und Röntgenaufnahmen, um den Grad einer Arthrose oder einer Gelenkveränderung abzuklären.

Die Biografien hinter den Anamnesen

Häufig ist es dann aber so, dass wir über das medizinische Krankheitsbild kaum mehr sprechen. Es geht um den Patienten selbst – nicht nur um sein Symptomenbild. Seine persönliche Geschichte wird ähnlich wichtig wie seine medizinische Anamnese.

Seine Ressourcen interessieren uns mehr als seine Schwächen.

Auch wenn das zu jeder guten Medizin dazugehören sollte, so zeigt uns der Umgang mit jungen Ärzten in der Ausbildung, wie weit sich dieses Vorgehen von der klassischen Medizin entfernt hat – oder besser gesagt, wie weit sich die Medizin vom Menschen entfernt hat: Mediziner werden vor allem darauf gedrillt, Symptomenbilder und Krankheiten zu erkennen. Ihr Blick ist stets auf die Pathologie, die krankheitsbedingten Vorgänge gerichtet – beim Schmerz also auf ein blockiertes Facettengelenk der Wirbelsäule oder die Summe der Rheumafaktoren im Blut.

» ***Es geht um den Patienten selbst – nicht nur um das Symptomenbild. Es geht um seine persönliche Geschichte, nicht allein um seine medizinische Anamnese, um seine Ressourcen, nicht um seine Schwächen.*** **«**

Gerade die jungen, überwiegend naturwissenschaftlich ausgebildeten Ärzte bringen sehr viel Detailwissen über die krank machenden Vorgänge im Körper mit. Sie erfahren zwar auch, dass soziale, kulturelle und psychische Faktoren Einfluss auf die Krankheit haben können. Aber sie lernen nicht, wie man diese therapeutisch zur Gesundung nutzen kann. Jenseits der Summe seiner Krankheitssymptome ist der Mensch in der Medizin unsichtbar.

» *Mediziner lernen zwar, dass soziale, kulturelle und psychische Faktoren Einfluss auf Krankheiten haben. Aber sie lernen nicht, wie man diese umgekehrt therapeutisch nutzen kann.* «

Der Fluch der Standardisierung

Wie ist es zu dieser Entwicklung gekommen? Je wissenschaftlicher die Medizin wurde, desto mehr standardisierten sich die Behandlungen – um die Forderung nach Messung der Wirksamkeit (Evidenz) erfüllen zu können.

Der Anspruch, wissenschaftlich nachweisen zu müssen, dass eine Therapie überhaupt Besserung bringt, hat natürlich auch entscheidende Fortschritte in der Medizin gebracht. Noch bis in die Neunzigerjahre hinein, als der kanadische Epidemiologe David Sackett die Evidenz-Debatte anstieß, hatte in der Medizin nämlich immer noch die „Eminenz“

das Sagen – es regierten unterschiedlichste medizinische Schulen, die stärker vom Machtstreben und Beharrungswillen der Chefärzte und Professoren geprägt waren als vom neuesten Stand der Forschung. Nach Sackett wurde gefordert, therapeutisches Vorgehen mit objektiven Fakten zu begründen, anstatt nur Meinungen zu vertreten – ein guter Schritt in die richtige Richtung.

In der Praxis ist die viel gerühmte „Evidenzbasierte Medizin“ (EBM) aber weit weniger überzeugend als die Theorie. So gibt es viele Therapien, die seit Jahrzehnten millionenfach erfolgreich durchgeführt werden, aber keine oder mangelnde Evidenz haben, und es gibt einiges, was als Evidenz bezeichnet wird, aber in Wirklichkeit mathematische Taschenspielerei ist. Außerdem betonte Sackett, dass die Erfahrung des Arztes ebenfalls gewertet werden müsse – ein Punkt, der oft unterschlagen wird.

Der Naturheilkunde wird immer wieder vorgeworfen, ihr fehle jede wissenschaftliche Evidenz. Seit 25 Jahren gibt es jedoch auf internationaler Ebene eine akademische Naturheilkunde, die viele systematische und klinisch relevante Untersuchungen zu traditionellen Heilverfahren durchgeführt hat. Forschung an renommierten Universitäten wie Berlin, Freiburg, München oder Zürich macht naturheilkundliche Therapien nachvollziehbar und überprüfbar. Das unterscheidet sie von der lediglich auf Erfahrung basierenden traditionellen Heilkunde. Allein an meinem Lehrstuhl für Naturheilkunde und Integrative Medizin an der Universität Duisburg-Essen sind zum Thema Schmerz in den vergangenen Jahren über 60 Arbeiten in renommierten Fachzeitschriften publiziert worden.

Die immer wieder vorgebrachte Behauptung, die naturheilkundliche Medizin sei nicht wissenschaftlich, hält sich trotzdem hartnäckig – vor allem in den Medien. Was die Evidenz betrifft, so wird anscheinend mit zweierlei Maß gemessen.

Doppelt blind

Die häufigsten evidenzbasierten Studien sind sogenannte „randomized controlled trials", kurz RCTs, auf Deutsch: „Doppelblindversuche". Bei ihnen gibt es mindestens zwei Gruppen von Menschen, die unterschiedlich behandelt und dann miteinander verglichen werden. Und so wie in der Medizin ein Großteil der Therapien medikamentengestützt ist, so haben sich als Studienstandards letztlich Verfahren durchgesetzt, die aus der Medikamentenforschung und -zulassung stammen – die Placebo-kontrollierten Doppelblindversuche. Die Wirkung einer Substanz wird dabei mit der Wirkung einer Scheinsubstanz verglichen – wobei die Gruppen und Medikamente so verschlüsselt werden, dass weder die Probanden noch die Behandelnden wissen, ob sie nur Milchzucker oder auch anderes zu sich nehmen.

Die grundlegenden Schwächen dieses Vorgehens werden in der Öffentlichkeit immer wieder diskutiert: Die RCTs haben sehr enge Ein- und Ausschlusskriterien für ihre (meist männlichen) Teilnehmer. Der Ablauf der Behandlung ist streng reglementiert, um externe Einflussfaktoren möglichst auszuschließen. Letztlich finden RCTs in einem experimentellen Studienumfeld statt, das wissenschaftlichen Zielen besser gerecht wird als praxisrelevanten Fragen.

Es hat wenig mit der Wirklichkeit eines „bunten" Patientenkollektivs zu tun, also mit Menschen verschiedenen Alters, mit diversen Grund- und Begleiterkrankungen. Vor allem aber geht die klassische Doppelblindstudie von einer monokausalen Wirkung aus: Nur der Wirkstoff heilt. Das Bewusstsein spielt dabei keine Rolle.

Dieses Weltbild, dem noch das cartesianische Denken der Renaissance zugrunde liegt, die Trennung von Geist und Körper, ist jedoch längst überholt. Trotzdem wird der wissenschaftliche Diskurs, gerade wenn es um Naturheilkunde und andere nicht medikamentöse Therapien geht, auf dieser Ebene geführt: Alles, was sich nicht als lineare Wirkung (Schalter AN – Schmerzen AUS) darstellen lässt, wird gern als „Einbildung" bezeichnet.

Statistisch sichtbar werden solche „anderen" Wirkungen im sogenannten Placeboeffekt: Studien zeigen, dass bei einem Teil der Probanden immer eine Wirkung eintritt, egal, ob sie einen realen Wirkstoff oder nur ein Scheinmedikament erhalten haben. Dieser Anteil ist relativ hoch und liegt bei um die 30 Prozent. Um ein neues Schmerzmittel zugelassen zu bekommen, muss ein Hersteller also nachweisen, dass sein Mittel prozentual höher punktet und damit bei mehr Menschen Symptome verändert als der Placeboeffekt.

Die Wahrheit hinter dem Placeboeffekt

Bei im Schnitt 30 Prozent der Probanden, die ein Scheinmedikament bekommen haben, zeigt sich auch eine Wirkung, das bedeutet, dass eine Schmerzlinderung statistisch gesehen ohne jeglichen Wirkstoff möglich ist. Selbst bei denen, die eine Wirksubstanz einnehmen, kann nie ganz geklärt werden, ob diese selbst einen Effekt hat oder ob die Besserung allein durch die Gabe – somit nur durch das Versprechen einer Wirkung – erzielt wurde. In der Praxis ist es eine Mischung beider Faktoren, denn die Behandlungssituation hat in jedem Fall Einfluss. In einer Studie der Harvard Medical School aus dem Jahr 2014 erreichten Placebos sogar 60 Prozent der Wirkung eines Migränemittels.

Die Placebo-Forschung hat gezeigt: Rote Tabletten wirken besser als blaue, Ärzte in Weiß erreichen mehr als Ärzte in Zivil, und am besten ist der Behandlungserfolg, wenn beide Seiten, Arzt und Patient, daran glauben und ein positives Verhältnis zueinander haben.

Wie wichtig die Erwartung ist, zeigt sich besonders beim Thema Schmerz: Patienten, die nicht wissen, dass sie durch eine Infusionsnadel ein starkes Schmerzmittel bekommen, haben unverändert Schmerzen. Diese vergehen aber, wenn der Arzt oder die Krankenschwester eintritt und eine Substanz in die Kanüle spritzt, von der sie sagt, das sei ein starkes Schmerzmittel. In Wirklichkeit war es eine Kochsalzlösung: Die Ankündigung einer Wirkung hat den entscheidenden Unterschied gemacht, nicht der Wirkstoff selbst.

Auf diese Weise haben sich – trotz Evidenz – in der Vergangenheit auch immer wieder Therapieansätze in Luft aufgelöst. Etwa dann, wenn Langzeitstudien nach Jahren ein Resümee der Behandlungserfolge realer Patienten (und nicht bei Testpersonen) ziehen. Zum Beispiel zeigte sich in einer australischen Metaanalyse (der Sichtung der vorhandenen wissenschaftlichen Untersuchungen zu einem Thema), dass das Schmerzmittel Paracetamol bei akuten Beschwerden im unteren Lendenwirbelbereich weniger ausrichtet als ein Placebo.

Warum schwingt gerade in der Medizin – und meist unreflektiert auch in der Medienöffentlichkeit – eine gewisse Verächtlichkeit mit, wenn es um den Placeboeffekt geht? Gerade bei Verfahren der Naturheilkunde werden solche unspezifischen Wirkungen disqualifiziert und der Placeboeffekt selbst als eine Art Kampfbegriff eingesetzt. Naturheilkunde als Therapie für die Leichtgläubigen – wird damit suggeriert. „Was wollen Sie denn mit Naturheilkunde? Sie sind doch ernsthaft krank!“, hatte die Rheumatologin einer unserer Patientinnen gesagt, der wir im Übrigen sehr gut helfen konnten – in einer Situation, in der die skeptische Fachärztin „nur noch ein letztes Pharmazeutikum“ anbieten konnte. Dieser Hochmut spiegelt nicht nur Unkenntnis, sondern auch ein sehr einseitiges Verständnis von Medizin wider, ein medikamentenzentriertes Verständnis.

Alles, was außerhalb dieses Paradigmas funktioniert, wird dadurch automatisch abqualifiziert.

» ***Die unspezifischen Wirkungen der Naturheilkunde werden häufig als Einbildung abgewertet und der Placeboeeffekt wird als eine Art Kampfbegriff eingesetzt.*** **«**

Die Erwartung wirkt im Gehirn

Die moderne Hirnforschung hat einiges dazu beigetragen, was als Erklärung für die unspezifischen Wirkungen von Therapien dienen kann. Zum Beispiel beleuchtet sie, warum die Erwartungshaltung bei einer Behandlung eine so große Rolle spielt – was wir etwa bei Migränepatienten beobachten können. „Die Erwartungshaltung ist so wichtig wie der Wirkstoff“, ist auch das Resümee der Deutschen

Migräne- und Kopfschmerzgesellschaft (DMKG) und der Deutschen Gesellschaft für Neurologie (DGN), die sich dabei unter anderem auf Forschung der Harvard Medical School stützen: Diejenigen Probanden, deren Migräne-Medikament mit „Placebo“ gekennzeichnet war, zeigten in einer Studie eine vergleichbare Wirkung wie jene, bei denen ein Placebo mit dem Wirkstoffnamen des Medikaments markiert war.

Schmerz ist ein komplexes Phänomen, und er ist nicht, wie man lange Zeit dachte, in einer bestimmten Region des Gehirns lokalisiert. Er orchestriert sich über individuell unterschiedliche Wege. Von Hypophyse und Hypothalamus, einer Steuerungseinheit im Hirn, weiß man aber, dass sie – bei der Erwartung, dass der Schmerz sich bessern wird – Endorphine ausschüttet. Diese körpereigenen Antischmerz-Substanzen dämpfen die Erregungsleitung im Rückenmark. Diese Erkenntnis der Psychobiologie widerlegt auch frühere Behauptungen, die Schmerzen könnten ja nur eingebildet gewesen sein, wenn sie durch »nichts« verschwinden könnten.

Eine andere wichtige Region bei Schmerz ist im Bereich der Gehirnlappen der präfrontale Cortex, der unter anderem für die Bewertung sowie Einordnung von Sinneseindrücken und Erinnerungen zuständig ist. Das konnte der italienische Neurowissenschaftler Fabrizio Benedetti schon 2006 zeigen. Bei positiver Erwartung wirken Placebos nämlich auf dieselben Rezeptoren von Nervenzellen ein wie Medikamente.

Sind die Nervenbahnen zwischen dem präfrontalen Cortex (Bewertung) und den Endorphin-Zentren (Schmerzlinderung) aber durch Eiweißablagerungen gestört, etwa bei Alzheimer-Patienten, wirken Placebos wie auch „echte“ Schmerzmittel nicht mehr oder deutlich weniger.

» Placebos wirken nur, wenn eine Erwartung daran geknüpft wird. «

Auch die Empathie zwischen Behandlern und Behandelten macht einen wichtigen Teil der Wirkung aus. Sie wird auf die Spiegelneuronen zurückgeführt, spezialisierte Nervenzellen im Gehirn, die Mitgefühl ermöglichen und evolutionsgeschichtlich eine wichtige Rolle bei der Menschwerdung gespielt haben. Sie ermöglichen soziales Lernen. Ebenso weiß man: Menschen, die eine vertrauensvolle Bindung als Kind hatten, sind weniger empfindlich gegenüber Stress und Krankheiten. Bei den Patienten, die aus unterschiedlichen Gründen kein Vertrauen gegenüber unserem Behandlungsteam aufbauen können, haben wir weniger Erfolg.

Der Mensch kann also lernen, Schmerzen zu unterdrücken, ähnlich wie wir negative Emotionen kontrollieren können. Auf dieser Erkenntnis fußt die Mind-Body-Medizin, von der noch die Rede sein wird. Im Moment ist mir vor allem wichtig, zu betonen, dass „Placebo“ mehr ist als ein aus Milchzukker bestehendes Medikament und dass die viel zitierte „Einbildung“ letztlich Teil der faszinierenden Fähigkeit des Menschen ist, sich selbst zu heilen oder zumindest zur Heilung beizutragen. Am besten wäre es, der wertvollen positiven Wirkungserwartung einen ganz neuen Namen zu geben.

Die Rolle der Patienten wird negiert

Zurück zur Evidenz, zur berechtigten Forderung der Medizin, für ihre Therapien auch Nachweise der Wirksamkeit zu erbringen. Klassische RCTs gehen, wie bereits erwähnt, von monokausalen Wirkungen aus und negieren den Faktor Bewusstsein – und damit den Patienten. Sie sind deshalb auch nicht ausreichend geeignet, Therapien zu bewerten, bei denen die Betroffenen eine zentrale Rolle spielen, was sie bei vielen Verfahren der Naturheilkunde und traditionellen Heilkunden tun. Sie werden körperlich behandelt – mit Auflagen, Massagen oder Akupunkturnadeln. Sie bewegen sich – beim Walken, beim Yoga oder auf dem Ergometer. Sie verändern sich – durch mehr Entspannung, eine andere Ernährung, neue Einsichten.

Mein Ziel als Arzt ist es, Menschen zu helfen. Mein Ziel als Mediziner war es immer schon, den Wirkungsmechanismus naturheilkundlicher Therapien zu erforschen und sie damit von einer reinen Erfahrungsheilkunde in wissenschaftlich überprüfbare Methoden zu übersetzen. Nur dann kann das reiche Repertoire an Behandlungsmethoden und Selbsthilfestrategien ins neue Jahrtausend gerettet werden.

Wir werden dies auch nötig haben, da die Gesellschaft immer älter und die Kostenentwicklung im Gesundheitswesen zu einer Priorisierung der teuren Akutmedizin führen wird. Allein ist die Schulmedizin langfristig nicht das richtige Mittel, um dem Abbau an Gesundheit und der zunehmenden Morbidität etwas entgegenzusetzen. Alternativen sind gefragt, aber nicht alternative Verfahren, sondern eine wissenschaftlich überprüfte Naturheilkunde.

» Nur eine wissenschaftlich fundierte Naturheilkunde hat langfristig Zukunft. «

Falsch oder echt genadelt?

Es geht mir deshalb darum, die Medizin um Verfahren zu erweitern, die die Behandlungssituation nicht nur in Betracht ziehen, sondern auch gezielt nutzen, um bei Therapien mehr Wirkung zu erzielen. In der multiethnischen Nation der USA, wo die Naturheilkunde europäischer Tradition keine besonders große Rolle spielt, aber die traditionellen Heilverfahren als „Complementary and Alternative Medicine" (CAM) zusammengefasst werden, gibt es seit rund 20 Jahren eine ernsthafte und konstruktive Auseinandersetzung mit dem Potenzial dieser Heilverfahren.

Ursprünglich von Lobbyisten eines alternativen Heilermarkts dominiert, wurde dort das Office of Alternative Medicine nach berechtigter Kritik umfangreich reformiert. 1998 wurde es dann als National Center for Complementary and Alternative

Medicine (NCCAM) eine allgemein akzeptierte Institution des amerikanischen Gesundheitswesens und Teil der bundesweiten Gesundheitsbehörde National Institutes of Health (NIH).

2014 wurden dann experimentelle und nicht ausreichend begründete medizinische Behandlungen aus dem Programm und dem Titel getilgt. Das Institut heißt inzwischen „National Center for Complementary and Integrative Health". Jährlich erhält es rund 125 Millionen US-Dollar aus Bundesmitteln für Forschungszwecke. Eine ähnlich hohe Summe investiert das National Cancer Institute, das Nationale Krebsinstitut, in die onkologische Komplementärmedizin.

» In den USA werden komplementäre Heilverfahren mit staatlicher Hilfe erforscht. Die Naturheilkunde bräuchte das auch in Deutschland. «

In den USA werden neue methodische Ansätze vorangetrieben, die geeignet sind, die Wirkung naturheilkundlicher Therapien besser zu prüfen als der stark standardisierte Doppelblindversuch. Bei der „Comparative Effectiveness"-Forschung (CER) geht es darum, eine reale Behandlungssituation bei

Patienten zu bewerten – und zwar durch den Vergleich unterschiedlicher Methoden. Ein deutsches Beispiel dafür ist die umfassend angelegte ARC-Studie (Acupuncture in Routine Care), bei der Patienten mit unterschiedlichsten Schmerzerkrankungen sowohl konventionell als auch kombiniert mit Akupunktur behandelt wurden. Die ARC-Studien trugen mit dazu bei, dass seit 2006 die Akupunktur bei Rückenschmerzen im Lendenwirbelbereich oder auch bei Kniearthrosen von den Krankenkassen vergütet wird – weil sie wirkt.

Wirksame Scheintherapien gegen den Schmerz

Bei einer anderen, der GERAC-Akupunktur-Studie (2003/2004), versuchte man unter anderem herauszufinden, ob allein die Nadelung eine Wirkung nach sich zieht oder ob es wirklich bestimmte Punkte sind, die stimuliert werden müssen, obwohl die Meridiane der chinesischen Medizin wissenschaftlich nicht nachweisbar sind.

Eine Gruppe von Patienten mit chronischen Rückenschmerzen erhielt Akupunktur, eine andere eine Scheinakupunktur (weil die Punkte optisch verdeckt wurden, war das für die Patienten nicht erkennbar). Ob „echt“ oder „falsch“ genadelt – die Wirkung war so gut wie dieselbe, nämlich ähnlich gut wie die Medikamentenbehandlung, in einzelnen Fällen sogar besser.

Die Gegner der chinesischen Medizin triumphierten: Der Erfolg der Scheinakupunktur zeige, dass das ganze Therapiegebäude mit Meridianen und Akupunkturpunkten Humbug sei und die Wirkung allenfalls Placebo. Die eigentliche Sensation der Studie aber bestand darin, dass beide – Akupunktur und Scheinakupunktur – mindestens ebenso erfolgreich waren wie die konventionellen Behandlungsmethoden, mithin Medikamente, Psycho- oder Physiotherapien. Und das mit geringeren Nebenwirkungen als zum Beispiel Arzneimittel.

Placeboeffekte treten bei nahezu jeder Behandlung auf. Der Wissenschaftliche Beirat der Bundesärztekammer forderte deshalb 2010 die deutschen Ärzte auf, das zu nutzen. Die Dosis notwendiger Medikamente kann so reduziert, Nebenwirkungen und Kosten können minimiert werden. Das hatte schon Hippokrates, das antike Vorbild des Ärztestandes, 400 Jahre vor Chr. gefordert: Der Arzt müsse sich „die Mitwirkung des Kranken, der Gehilfen und der Umstände sichern“.

Dem eigenen Körper vertrauen

„Was wollen Sie denn mit Naturheilkunde? Sie sind ernsthaft krank!“ Jene Patientin, die diesen Satz zu hören bekam, hatte mit 20 Jahren eine chronische Darmentzündung bekommen und mit 30 Rheuma. Jetzt war sie fast 40, berufsunfähig und hatte die meisten antirheumatischen Mittel „durch“.

Rheumamittel wie Diclofenac oder Ibuprofen können bei längerem Einsatz Nebenwirkungen verursachen und sollten nach Möglichkeit nicht dauerhaft eingenommen werden. In den USA sterben jährlich 16 000 Menschen an den Nebenwirkungen. Auch das Kortison, das die Patientin bei schweren Durchfällen erhielt, ist kein Langzeitmittel. Aber was sollte sie tun?

Unsere Ärzte besprachen mit der Ökotrophologin unter anderem eine spezielle Diät, leichte Vollwertkost, um dem Körper wieder wichtige Nährstoff zuzuführen. „Die Gastroenterologen haben immer gesagt, ich dürfe nur Weißbrot essen, alles andere sei zu schwer“ – die Patientin war ängstlich. „Sie sollen keine Hülsenfrüchte essen und kein Vollkorn“, beruhigte sie die Ernährungswissenschaftlerin. „Aber gekochte Hirse oder Vollwertreis, das wär’ schon was.“

Die Diät begann. Nach vier Tagen Durchfall war die Frau verzweifelt. „Halten Sie noch einen Tag durch“, versuchte die Ökotrophologin sie zu überreden. „Der Körper braucht etwas Zeit, um sich umzustellen.“

Nach dem fünften Tag hörten die Durchfälle auf. Die Erfahrung, dass ihr eigener Körper noch heilsame Reserven hat und nicht nur der Krankheit unterworfen ist, hat diese Patientin dazu gebracht, auch weiterhin auf naturheilkundliche Therapien zu setzen, um ihre chronische Darmerkrankung und auch ihr Rheuma in Schach zu halten.

Auf des Messers Schneide

Andere Patienten kommen zu uns, weil sie die Empfehlung bekamen, sich operieren zu lassen, aber skeptisch sind, was die Erfolgsaussichten betrifft. Das ist zum Beispiel bei schmerzhaftem Gelenkverschleiß der Fall.

Am häufigsten ist die Arthrose am Knie. Ein Großteil der über 65-Jährigen in Deutschland ist davon betroffen. Diese Menschen bewegen sich weniger und isolieren sich zusehends – eine ungute Entwicklung, die sie in ihrer Lebensqualität stark einschränkt. Auch wenn die Medizintechnik in

Deutschland ein hohes Niveau hat: Kniegelenksoperationen mittels Spiegelung (Arthroskopie) sind wirkungslos, das ergeben gleich zwei hochrangige Metaanalysen. Die Patienten leiden nämlich häufig weiterhin unter Schmerzen. Vermutlich würden sich nur wenige Orthopäden selbst ein künstliches Kniegelenk einsetzen lassen.

Nachgewiesen wirksam gegen Kniearthrose sind dagegen einige naturheilkundliche Therapien, zum Beispiel der Einsatz von Blutegeln. Die Egel können die Arthrose natürlich nicht verschwinden lassen, aber sie geben mit ihrem Biss viele verschiedene, anscheinend therapeutisch wirksame Substanzen ins Blut ab, darunter auch schmerzstillende. Das hilft ihnen in der Natur, von ihrem jeweiligen „Wirt" nicht gleich wahrgenommen und gestört zu werden.

Wir verstehen zwar bislang nur einen Teil dieses Wirkprozesses, doch eine Blutegelbehandlung führt bei Kniearthrose zu einer Schmerzreduktion von 60 Prozent und diese hält in der Regel drei bis sechs Monate an. Die Behandlung kann dann wiederholt werden.

Eine moderne evidenzbasierte Therapie der Kniegelenksarthrose sieht also so aus: akute Schmerzlinderung durch Blutegel, Weiterbehandlung durch Akupunktur, eventuell in Kombination mit pflanzlichen Medikamenten oder Kohlblättern, die keine Nebenwirkungen auf Magen oder Nieren haben. Sobald die Schmerzreduktion das zulässt: regelmäßige Bewegung, Yoga oder Tai Chi, Spaziergänge. Diese Empfehlungen sind alle evidenzbasiert. Ähnliche Konzepte gelten für Rücken- oder Nackenschmerzen.

III.

Ganzheitlich – wer den Körper behandelt, berührt auch die Seele

Aus der naturwissenschaftlich orientierten Medizin ist die Be-Handlung im klassischen Sinn des Wortes fast völlig verschwunden. Befunde werden in der Regel im Labor ermittelt, von Geräten erhoben wie beim EKG oder einer Atemfunktionsprüfung, immer häufiger auch durch bildgebende Verfahren wie Röntgen oder Kernspin. Körperliche Untersuchungen sind in ihrer Bedeutung an den Rand getreten. So werden Patienten, die wegen Muskel- oder

Gelenkschmerzen einen Orthopäden auf- suchen, meistens erleben, dass der Arzt nur einen kurzen Blick auf ihre schmerzenden Glieder wirft, weil er alle für ihn wichtigen Informationen aus einem Röntgenbild oder einer Blutkontrolle zu entnehmen glaubt. Den Verband macht dann die Assistentin.

Dieser Verlust an unmittelbarem Kontakt verändert die Medizin. In der New York Times las ich, dass Studenten der Icahn School of Medicine at Mount Sinai in New York Museen besuchen, um dort Körperbilder zu studieren. Das ist sicher eine interessante Auseinandersetzung, aber sie zeigt auch, wie weit sich die Medizin von dem Gegenstand ihres Wissens entfernt hat: dem Körper

Der Mangel an unmittelbarer Erfahrung führt zu einem Verlust an intuitivem Wissen. Längst glauben Ärzte den Untersuchungsbefunden mehr als den Patienten. Sie verlieren dadurch Details, die aus Sicht der Diagnostik gar nicht mehr wichtig scheinen, es aber sehr wohl für die Betroffenen sein können und deshalb auch für die Deutung der Symptome. Ärzte haben sich von Behandlern immer mehr in Kontrolleure und Interpreten von Daten verwandelt. Das verstärkt ihre Fixierung auf die Krankheit. Sie tritt vor den Menschen.

Die Ärzte leiden nicht minder unter dieser Entwicklung. Sie ist womöglich auch der Grund, warum so viele ein Burn-out aufweisen. Nicht wenige von uns haben deshalb Medizin studiert, um anderen helfen zu können, doch die wesentliche Ebene der zwischenmenschlichen Beziehungen geht mehr und mehr verloren. Das schwächt nicht nur Patienten, sondern ebenso Ärzte.

» ***Viele Ärzte haben sich von Behandlern zu Kontrolleuren von Daten gewandelt. Das verstärkt die Fixierung auf die Krankheit, die vor den Menschen tritt.*** **«**

Vielleicht liegt es daran, dass viele Ärzte sich keine Vorstellung vom großen Potenzial der Naturheilkunde machen können, weil es ihnen an eigener körperlicher Erfahrung fehlt. Ich hingegen profitiere noch heute von der Massageausbildung, die ich vor meinem Studium absolviert habe. Auch beim Akupunktieren oder der Neuraltherapie muss ich einen Körper ertasten können, um die richtigen Punkte zu finden. Fast alle traditionellen Heilverfahren nutzen den unmittelbaren Kontakt mit dem Körper – durch Berührung, Wärme oder Kälte,

Aromaöle oder Wasser. Der gesamte Organismus wird dabei aktiviert, mit allen Sinnen.

Gesunde Reize

Wir können Patienten nicht einfach wieder „gesund“ machen. Gesundheit nämlich ist kein statischer Zustand, sondern ein dynamischer. Dieses Fließgleichgewicht erlaubt uns die ständig neue Anpassung an Umweltbedingungen – an Nahrung, Bewegung und Stress.

Wird unser System überlastet, signalisiert der Körper das – zum Beispiel mit Schmerzen. Dann erholen wir uns, bis die Symptome wieder verschwinden. Achten wir aber nicht auf Anzeichen von Stress, sondern unterdrücken sie mit Medikamenten oder Aufputschmitteln, dann verringert sich nach und nach die natürliche Regenerationsfähigkeit.

Weil die Erschöpfung keinen Raum bekommt, nimmt die Möglichkeit des Organismus, dem Stress etwas entgegenzusetzen, immer weiter ab. Das Zusammenspiel des Stoffwechsels verändert sich, „verengt“ sich gleichermaßen. Die Homöostase, das Streben des Körpers, stets zu einem gesunden Gleichgewicht zu finden, ist gestört.

Das Grundprinzip der Naturheilkunde besteht darin, durch gezielte Reize wieder Bewegung in das System zu bekommen, den Körper zu provozieren.

» ***Gesundheit ist kein statischer Zustand, sondern in dynamischer. Unterdrücken wir Anzeichen von Belastung, verringern wir unsere natürliche Regenerationsfähigkeit.*** «

Dazu zählt etwa der feuchte Brustwickel, den die meisten unserer Patienten jeden Vormittag – kalt – angelegt bekommen. Es kostet im ersten Moment Überwindung, den bloßen Oberkörper auf das eisige Leinen zu legen – doch in wenigen Minuten erwärmt sich der gesamte Körper auf wohlige Weise von innen.

Der Kältereiz hat Reflexbahnen des Organismus angeregt, dem Temperaturschock mit Wärme entgegenzuarbeiten. Gleichzeitig führt dieses Reiz-Reaktions-Schema zu einer deutlichen Entspannung – viele Patienten schlafen während des 30-minütigen Wickels tief. Danach ruhen sie noch einige Zeit.

Die Deckel-Massage

Eine andere Art, den Organismus zu stimulieren, sind bestimmte Formen traditioneller Massagen. GuaSha ist in Asien als „Hausmittel" weit verbreitet. Dabei wird der Rücken rechts und links von der Wirbelsäule mit einem abgerundeten Gegenstand, „geschabt". Traditionell wird eine Scheibe aus rund geschliffenem Horn verwendet, wir benutzen den stumpfen Deckel eines Babybreiglases. Der Druck auf das Bindegewebe des Rückens führt dazu, dass die Hautoberfläche sechsmal so stark durchblutet wird wie im Normalzustand. Über komplexe Nervenverschaltungen im Bindegewebe wirkt GuaSha so bis zu den inneren Organen.

GuaSha lindert Schmerzen, zum Beispiel bei einer heraufziehenden Migräne. Diese wird, wenn man die Massage im Nacken ausführt, deutlich geringer oder verschwindet völlig. Bei Nacken- und Rückenschmerzen haben wir ebenfalls gute Erfahrungen damit gemacht, auch wenn das bislang nur durch wenige Studien belegt ist.

Bei einer GuaSha-Massage kommt es zu Mikro-Einblutungen winziger Gefäße unter der Haut, sogenannte Petechien. Die Haut sieht hinterher dramatisch blutunterlaufen aus, die Rötung ist aber harmlos und verschwindet nach drei bis vier Tagen. Wer unter erhöhter Blutungsneigung oder Diabetes leidet, dem kann GuaSha trotzdem nicht empfohlen werden. Alle anderen unserer Patienten können sich später zu Hause selbst (jedenfalls den Nacken) oder von einer anderen Person behandeln lassen. Die Wirbelsäule wird dabei ausgespart.

Ähnlich funktioniert die Schröpfkopfmassage, die wir bei Patienten mit Nacken-, Rücken- und Kopfschmerzen einsetzen und ihnen auch für den Hausgebrauch vermitteln.

Faszien – faszinierende Fasern

Dass das Bindegewebe wichtige Transportfunktionen im Körper hat, wird zwar in der klassischen Naturheilkunde angenommen, nach wie vor gibt es aber keinen wissenschaftlichen Nachweis dafür. Massagen hatten aus diesem Grund lange einen zweifelhaften Ruf in der Medizin. Das ändert sich vielleicht gerade: Jüngst sind die Faszien stärker in den Fokus der Forschung gerückt – jene weißen Kollagenfasern, die die Muskeln einhüllen und die, wie man inzwischen weiß, bei Überlastung die Schmerzen verursachen, die wir fälschlich als „Muskelkater" bezeichnen.

Die Faszienforschung zeigt nicht nur, dass die Kollagenhäute sich engmaschig über den ganzen Körper ziehen, sondern auch, dass sie ein wichtiges Signalnetzwerk darstellen. An der renommierten Harvard Medical School wird erforscht, wie es von körperbezogenen Therapien wie Massagen und Yoga, vielleicht auch von Akupressur und Akupunktur beeinflusst werden kann. Dass zum Beispiel die tief liegende Rückenfaszie über und über mit Schmerzrezeptoren besetzt ist, zeigte der Schmerzforscher Siegfried Mense von der Universität Heidelberg. Andere Zellen in den Faszien, die Myofibroblasten – eigentlich dafür bestimmt, bei Verletzungen Wunden schnell zu schließen – scheinen Schmerzen im Bewegungsapparat auslösen zu können, so Forscher der Universität Ulm. Das ist der Fall, wenn sie mit Stress-Botenstoffen in Kontakt kommen, etwa bei Trauer.

Sich selbst in Bewegung setzen

Nicht hilflos dem Schmerz ausgeliefert zu sein, sondern ihm etwas entgegensetzen zu können ist ein wichtiges Lernziel für unsere Patienten – zumal, wie die Placebo-Forschung zutage gebracht hat, selbst die Aussicht auf Linderung schon eine gewisse Wirkung hat. Bei Schmerzkrankheiten ist deshalb ein Ziel unserer Behandlung, dass die Patienten langfristig Arzneimittel durch andere, zum Teil selbst durchgeführte Therapien ersetzen können oder zumindest deutlich weniger Arzneimittel benötigen.

Bei Migräne kann die Häufigkeit der Anfälle reduziert werden. Zunächst werden dazu die Patientinnen und Patienten stationär entgiftet (die meisten haben die erlaubte Höchstdosis der Medikamente bei Weitem überschritten). Parallel lernen sie Entspannung und Achtsamkeit, die ihnen erlaubt, die Anzeichen eines heraufziehenden Anfalls früher als sonst wahrzunehmen.

Das ermöglicht ihnen auch längerfristig, das folgende naturheilkundliche Behandlungsschema anzuwenden. Stufe 1: Stressauslöser wahrnehmen und, wenn möglich, abstellen. Stufe 2: gezielt entspannen und viel Wasser trinken. Wenn möglich, einen 30-minütigen Spaziergang an frischer Luft machen, Stirn und Nacken mit Minzöl einreiben. Dazu eine GuaSha- oder Schröpfkopfmassage durchführen (lassen) beziehungsweise Weidenrindenextrakt einnehmen, ein naturheilkundliches Aspirin. Und wenn das alles nichts hilft, kommt Stufe 3 mit einem konventionellen Migränemittel wie Triptan.

Dieses Stufenschema widerspricht der konventionellen Empfehlung, bei Migräne sofort ein Triptan einzunehmen, um dem Anfall die Spitze zu nehmen. Aber was ist die Folge? Akut wird der Schmerz zwar gelindert, aber die Attacken nehmen auf Dauer an Häufigkeit zu, wie viele unserer Patienten berichten. Zum Beispiel erzählte eine Patientin bei der Anamnese, sie habe vor sieben Jahren zwei schwere Anfälle im Monat gehabt, dann aber angefangen, Triptane zu schlucken. Heute habe sie so gut wie täglich Migräne, obwohl sie über 20 Tabletten monatlich nehme. Ähnliche Krankengeschichten erfahren wir täglich.

Migräne als Warnblinkanlage

Die Verstärkung der Symptome durch Medikamente ist aus naturheilkundlicher Sicht auch ganz logisch: Migräne ist ein Warnzeichen des Körpers. Sie weist daraufhin, dass er überreizt ist. Wird diese „Warnblinkanlage“ medikamentös einfach ausgeschaltet, kommt es zwangsläufig zu einer Steigerung der Anfälle.

Unsere Patienten werden somit dazu angehalten, ihre Achtsamkeit gezielt zu schulen – durch eine bestimmte Form der Meditation, die Mindfulness Based Stress Reduction (MBSR). Das Einüben ist ein zeitraubender Prozess, der sich aber lohnt: Nach einigen Wochen und mit einiger Übung erkennen die Betroffenen die Vorzeichen einer Migräne deutlich früher als sonst. Das versetzt sie in die Lage, erfolgreich Selbsthilfestrategien anzuwenden.

» Aus der Hilflosigkeit herauszukommen ist ein wichtiges Lernziel unserer Patienten. Schon die Erwartung dieser Selbstwirksamkeit lindert Schmerzen. «

Selbsthilfe durch Akupressur

Eine andere Möglichkeit der Selbstbehandlung – zum Beispiel bei chronischen Kopfschmerzen – ist die Akupressur. Diese Urform der Akupunktur ist in China noch heute Bestandteil der Volksmedizin. Statt Nadeln verwendet sie einen kräftigen Daumendruck auf die aus der traditionellen Heilkunde überlieferten sensiblen Punkte.

Verstärkt wird die Wirkung zum Beispiel durch Atemübungen zur Entspannung. Auch hier geht es in erster Linie nicht darum, ein Symptom wie den

Schmerz kaltzustellen, sondern darum, die körpereigenen Regulationsmechanismen wieder „anspringen“ zu lassen.

Ob das jetzt dadurch passiert, dass – nach chinesischer Vorstellung – Blockaden aufgelöst und Zustände der „Leere“ oder „Fülle“ auf diese Weise beseitigt werden, ist letztlich Glaubenssache. In der westlichen Physiologie finden sich keine speziellen Nervenverbindungen oder Gewebsstrukturen, die den chinesischen Meridianen zugrunde liegen. Für das Qi, das dort „fließen“ soll, gibt es kein Korrelat – vermutlich ist das Bild einer „Energie“, das unserem mechanistischen Weltbild am ehesten entspricht, auch falsch. Möglicherweise ist das Qi schlicht ein Synonym für die Summe unterschiedlicher Wahrnehmungen. Auch die Erklärungen, worauf Krankheiten oder Schmerzen zurückzuführen sind, sind in der traditionellen chinesischen Heilkunde völlig anders.

Blick in fremde Welten

Noch sehr genau erinnere ich, wie fremd mir die chinesische Medizin war, als ich 1983, noch während meines Studiums, eine Akupunkturausbildung an der Academy for Traditional Chinese

Medical Sciences in Beijing machte. Eigentlich unfreiwillig, denn ich war nur deshalb ans andere Ende der Welt gereist, weil meine damalige Freundin und heutige Frau Karin als Sinologin dort ein Stipendium erhielt und beschlossen hatte, mich „mitzunehmen". Sie hatte für mich bereits alle Bedingungen und Möglichkeiten recherchiert, und da ich frisch verliebt war, folgte ich ihr.

Volksmedizin hatte mich aber durchaus schon länger interessiert: In meiner Wohngemeinschaft in Freiburg diskutierten wir – alles Medizinstudenten – fasziniert Heilmethoden, zum Beispiel eine exotische Variante der Schmerztherapie, die meine Mitbewohnerin Barbara aus Peru mitgebracht hatte. Bei Kopfschmerzen wickelt man an einem bestimmten Punkt des Schädels eine dicke Haarsträhne um den Finger und zieht dann vorsichtig, aber durchaus kräftig nach oben, bis sich die Kopfhaut an einem Punkt abhebt und es ein lautes „Plopp" macht.

Diese Praxis geht auf die Ethnomedizin der peruanischen Indios zurück und auf Chucaque, ein dort so bezeichnetes Leiden, das in Südamerika mit Überlastung oder den Folgen eines Rausches erklärt wird. Auch wenn es seltsam anmutet – das Plopp hilft oft gegen akute, aber harmlose Kopfschmerzen. Vielleicht hat das etwas mit den reflektorischen Prozessen in der Kopfhaut oder den Faszien darunter zu tun – ich habe das jedoch nie weiter erforscht, da meine Patienten sicher Angst um ihre Haarpracht hätten.

Asiatischer Pragmatismus

Anfangs stand ich in China fassungslos neben anderen Studenten in einer Ambulanz und konnte mir nicht erklären, wie das, was dort vor sich ging, irgendeine therapeutische Wirkung haben sollte. Die Ärzte waren streng bis unwirsch, sie trugen weiße Kittel und häufig einen Mundschutz, der sie anonym und unpersönlich machte – kein Zeichen von asiatischer Harmonie oder Zuwendung, wie sie bei uns beschworen wurde.

Die Patienten wurden einer nach dem anderen vorgelassen, zeigten ihre Zunge und reichten ihr Handgelenk zur Pulsdiagnostik – manchmal debattierten sie mit den Ärzten, ob eher der Punkt X oder der Punkt Y zu stechen sei. Danach legten sie sich auf eine der sechs einfachen, nebeneinanderstehenden Liegen. Sie bekamen ihre Nadeln gesetzt und schliefen meistens gleich ein. Manchmal registrierten sie nicht einmal, wenn die Ärzte zurückkehrten, um die Nadeln in den Einstichstellen zu drehen, was die Wirkung verstärken soll. Nach 30 Minuten wurden die Nadeln gezogen, die Schlafenden wachten auf und gingen nach Hause.

» In China habe ich die Erfahrung gemacht, dass Verfahren wirken, die mit nichts übereinstimmen, was in unseren westlichen Lehrbüchern steht. «

Rätsel Akupunktur

Akupunktur ist ein schillerndes Thema. Nach dem heutigen Stand der Forschung ist nicht klar, nach welchen Funktionsprinzipien sie wirkt – ob sie nur ein potentes Placebo ist (hohe Erwartungshaltung, der Einstich als invasives Verfahren) oder ob die Punkte wirklich besondere physiologische Eigenschaften haben (was bisher nur für manche von ihnen festgestellt wurde).

Aber Akupunktur ist, etwa bei häufig wiederkehrendem Spannungskopfschmerz, „eine wertvolle nicht pharmakologische Therapiemöglichkeit", so das Urteil einer Cochrane Review. In dieser systematischen Übersichtsarbeit nach strengsten wissenschaftlichen Maßstäben wird unsere klinische Erfahrung bestätigt: Akupunktur bei Migräne, heißt es dort, sei „mindestens so wirksam, möglicherweise auch wirksamer, wie eine medikamentöse prophylaktische Therapie und dies bei geringeren unerwünschten Wirkungen“.

Das Netz der Körpererinnerung

Neurowissenschaftler wie der Portugiese António Damásio von der University of California, die sich mit dem Zusammenspiel von Geist und Körper beschäftigen, gehen davon aus, dass Erfahrungen (er nennt sie „emotions“) in einer Art Nervenmatrix im Körper gespeichert werden.

Diese „somatischen Marker“, so Damásio, würden dann von der Großhirnrinde als bewusste Gefühle („feelings“) bewertet und weiterverarbeitet: als Erinnerung abgelegt oder auch in andere Areale des Gedächtnisses verdrängt. Körperzentrierte Behandlungen scheinen solche verschütteten Erfahrungen aufzudecken und sind dazu oft Anstoß für einen Heilvorgang.

Zumindest machen wir in unserer klinischen Praxis immer wieder solche verblüffenden Erfahrungen. Meistens dauert es vier bis fünf Tage naturheilkundlicher Behandlungen, bis sich körperlich wie seelisch etwas ändert – manchmal geht es den Patienten plötzlich einfach nur besser, andere kommen über eine emotionale Krise zu einem Wendepunkt, der dann der erste Schritt zur Linderung ihrer Beschwerden ist. Auffallend ist bei vielen, wie stark körperliche und seelische Schmerzen verbunden scheinen.

» Erfahrungen werden vermutlich in einer Art Nerven-Matrix im Körper gespeichert. Körperliche Behandlungen, zum Beispiel Einstiche, können sie wieder hervorrufen. «

Manchmal reicht nach entsprechender Vorbereitung ein einziger Einstich, um wie in einem Film eine Fülle von Bildern auszulösen, die von Gefühlen begleitet werden.

Eine Frau Mitte 50, die bisher kaum auf naturheilkundliche Therapien angesprochen hatte, reagierte so, als eine Ärztin ihr bei einer Ohr-Akupunktur den für vegetative Prozesse wichtigen „Herzpunkt" stach. Plötzlich lief ihr ganzes Leben bis zurück in ihre Kindheit in rasenden Bildern vor ihren Augen ab. Sie weinte über mehrere Stunden, danach ging es ihr deutlich besser. Mit dem seelischen Schmerz war auch der körperliche verschwunden. Das war der Wendepunkt für ihre Genesung.

Neuraltherapie und das Gedächtnis der Narben

Solche Prozesse lassen sich nicht gezielt auslösen, aber sie werden durch naturheilkundliche Verfahren vorbereitet und manchmal eben auch angestoßen, zum Beispiel von der Neuraltherapie – einem aus wissenschaftlicher Sicht unbewiesenen Verfahren, das von sogenannten „Störfeldern“ ausgeht, für die es bisher keine überzeugende physiologische Erklärung gibt. Trotzdem ist nach einer Untersuchung der Universität Heidelberg eine einfache Form der Neuraltherapie (das Quaddeln) das von deutschen Hausärzten am häufigsten angewendete naturheilkundliche Verfahren.

Wir versuchen darum, gemeinsam mit Neurophysiologen und Pathologen, dem Phänomen wissenschaftlich auf die Spur zu kommen. Weil die Neuraltherapie bei sachgerechter Anwendung nebenwirkungsarm ist, wenden wir sie bei unseren Schmerzpatienten an. Ein Arzt spritzt nach einer speziellen Diagnostik geringe Mengen Procain, ein Lokalanästhetikum, in die Narben, die ein Körper aufweist, oder in angebliche „Störfelder" im Mund, etwa an wurzelbehandelte Zähne.

Das „Sekundenphänomen", das der Begründer der Neuraltherapie, Ferdinand Huneke, 1925 feststellte, als er seiner Schwester versehentlich das Lokalanästhetikum Procain gegen ihre Migräne spritzte und diese spontan verschwand, wird heute kaum mehr beobachtet. Aber wir erleben durchaus immer wieder, dass die Neuraltherapie seelische Prozesse anstößt, die dann zu einer deutlichen körperlichen Besserung führen.

» Werden bei einer medizinischen Behandlung seelische Verletzungen bewusst, ist das oft der Wendepunkt: Die körperlichen Schmerzen bessern sich. «

So bei einer Patientin um die 40. Sie kam zu uns mit einem massiven Ganzkörperschmerz, unter dem sie seit eineinhalb Jahren litt. Ihre Krankengeschichte war bewegend: Nach mehreren gescheiterten Schwangerschaften hatte sie sich dem belastenden Prozess einer künstlichen Befruchtung mit einer Intrazytoplasmatischen Spermieninjektion (ICSI) unterzogen. Dabei wird ein ausgewähltes Spermium direkt in das Ei eingebracht. Die Befruchtung gelang, doch wieder verlor sie nach einiger Zeit die entstandenen Zwillingsembryos. Kurze Zeit danach trat plötzlich Multiple Sklerose auf – ein schwerer Verlauf mit mehreren Schüben und mit Lähmungen innerhalb kürzester Zeit.

Dramatische Patientengeschichten

Als die MS durch eine immunologische Prozesse unterbindende Behandlung stabil war, fing plötzlich der gesamte Körper an zu schmerzen. Als wir die Patientin aufnahmen, hatte sie fast unerträgliche Schmerzen seit eineinhalb Jahren (sie gab als Intensität „Neun" auf einer Skala zwischen Null und Zehn an). Wir schlugen ihr eine Neuraltherapie vor. Bei einer ersten Behandlung im Kopf-Kiefer-Bereich passierte gar nichts. Dann erwähnte die Patientin, dass sie noch eine Narbe von einem Leistenbruch am Unterleib trug, und wir versuchten es ein zweites Mal.

Das Phänomen, das dann auftrat, würde ich als Arzt selbst nicht glauben, wenn ich es nicht selbst schon so oft erlebt hätte: Plötzlich liefen der Patientin Tränen über die Wangen, sie weinte über Stunden und schlief danach erschöpft ein. Als sie am nächsten Morgen aufwachte, waren die Schmerzen verschwunden, und sie sah völlig entspannt aus. „Ich hatte plötzlich ganz intensive Bilder von meiner Schwangerschaft, den Zwillingen und dem Abgang, und empfand tiefe Trauer", sagte sie. „Anscheinend hatte ich vorher überhaupt keine Zeit gehabt, das zu spüren."

Einige Monate später hat die Patientin nur noch vereinzelt Schmerzen. Ihre Trauer sei völlig verschwunden, berichtete sie auf Nachfrage.

Schmerz umfasst Körper und Seele

Bis zu 50 Prozent aller Patienten, die einen Facharzt aufsuchen, haben Symptome, für die sich keine körperlichen Ursachen finden lassen. Werden diese Patienten dann zu einem psychosomatischen Facharzt überwiesen, bekommen sie eine Gesprächs- oder Verhaltenstherapie verordnet, die aber häufig nicht hilft. Die Patientin mit dem Zwillings-Trauma zum Beispiel war zwei Jahre in Psychotherapie, ohne dass sie dabei an die Wurzeln ihrer Trauer kam. Bei einigen unserer Schmerzpatienten treten ähnliche Phänomene auf wie bei einer anerkannten und gut untersuchten Trauma-Therapie: dem Eye Movement Desensitization and Reprocessing (EMDR): Es steigen innere Bilder auf.

Die amerikanische Psychologin Francine Shapiro hat EMDR in den Neunzigerjahren entwickelt: Dabei folgen die Augen des Patienten einem Objekt (Hand, Stab oder Pendel), das in rascher Folge vor ihrem Gesicht hin und her bewegt wird. Ähnlich wie manchmal bei der Neuraltherapie tauchen dabei Bilder auf, die mit der Biografie der Patienten zusammenhängen. Neurowissenschaftler vermuten, dass der optische Reiz Verschaltungen im Gehirn auslöst, die Gedächtnisinhalte in andere Regionen des Gehirns transportieren, wo sie bewusst und einer Bearbeitung zugänglich werden.

Ganzheitliche Medizin ist, wie das Beispiel der Schmerzpatienten zeigt, kein esoterisches Beschwören universeller Heilkräfte, sondern ein therapeutisches Vorgehen, das sehr praktisch körperliche, psychische und seelische Vorgänge gemeinsam anstößt, anstatt sie voneinander zu trennen. Die Verbindung ist ein ungemein wichtiges Prinzip in der Integrativen Medizin, die naturwissenschaftlich orientierte Medizin mit (wissenschaftlich nachvollziehbarem) Erfahrungswissen kombiniert. Um die positiven Wirkungen nachhaltig werden zu lassen, müssen die Erfahrungen reproduzierbar und tief verankert werden. Das versuchen wir im Rahmen unserer Ordnungstherapie zu erreichen: Die Patienten erfahren, wie sich ein gesünderer Lebensstil mit Bewegung, einer speziellen Ernährung und Entspannung „anfühlt" und was er bei ihnen körperlich und seelisch auslöst. Entscheidende Hilfe dabei leistet die aus den USA stammende Mind-Body-Medizin.

IV.

Mind-Body-Medizin – wie man Erfahrungen verändert

Jeden Morgen um halb acht beginnt der Tag mit der Einladung zu einer „Morgenbewegung". Die beiden übereinanderliegenden Stationen unserer Klinik werden von einer großen, lichtdurchfluteten Halle verbunden, in der sich die Patienten – in Trainingsanzug oder anderer bequemer Kleidung – versammeln. Jeder sucht sich einen Platz, wo er oder sie gerne stehen möchten, und dann leiten eine Sportwissenschaftlerin, ein Yogalehrer oder ein anderes Mitglied des Teams der Ordnungstherapeuten die Gruppe zu sanfter Bewegung an, etwa 20 Minuten lang, noch vor dem Frühstück.

Es geht darum, sich zu spüren. Viele Patienten fühlen sich anfangs unwohl, exponiert in ihrer Ungelenkigkeit, manchmal empfinden sie auch körperliche Scham. Aber hier spielen Leistung und Beweglichkeit keine Rolle. Die morgendlichen Übungen sollen helfen, sich zu sammeln, zu strecken, Energien freizusetzen. Zur Unterstützung werden einfache Figuren aus dem Qigong hinzugezogen: „Das Herz öffnen" oder „Die Wolken zerteilen".

Wie sollen diese kleinen Bewegungen, die zwar ästhetisch schön aussehen, aber doch kaum einen Muskel rühren, irgendeine Wirkung erzielen? Und wozu soll es sinnvoll sein, eine imaginäre Erdkugel zwischen leicht gewölbten Händen zu balancieren oder die „Sonne" zu „begrüßen"? Alles esoterisches Brimborium?

Innere und äußere Balance

In der chinesischen Medizin ist Qigong seit vielen Jahrhunderten eine Praxis, die Gesundheit zu erhalten, indem die innere und äußere Balance des Körpers gesucht und eingeübt wird. Dabei gibt es Überschneidungen mit asiatischen Kampfkünsten wie Tai Chi, aber auch mit spirituellen Praktiken, die der Sammlung und Fokussierung dienen. Die Imagination hilft nicht nur, die Übungen zu memorieren, sondern unterstützt auch die Wirkung.

» ***Wer mit der westlichen Vorstellung von leistungsorientierter Fitness in eine Qigong-Gruppe kommt, der wird irritiert sein.*** **«**

Die Neurowissenschaften können inzwischen zeigen, dass allein eine intensive Vorstellung ausreicht, um Hirnareale in ähnlicher Weise zu aktivieren, als würde eine Handlung wirklich konkret ausgeführt. Man kann also dazu beitragen, die eigene Stimmung aufzuhellen, wenn man „die Wolken zerteilt".

Bei chronischem Schmerz gibt es grundsätzlich zwei unterschiedliche Strategien, ihn in seine Schranken zu weisen: Bei der einen „überschreibt" man die schmerzenden Nervenimpulse – indem man sich zum Beispiel (bei Kreuz- oder Nackenschmerzen) auf eine sogenannte Nadelmatte legt (in Gesundheitsläden oder über das Internet erhältlich). Anfangs hat man dabei das Gefühl, als würden sich hundert kleine Spieße in den Rücken bohren, doch nach einigen Minuten führt das Blut, das nun verstärkt in die malträtierte Region fließt, zu wohliger innerer Wärme und Entspannung, die sich bis in die zuvor schmerzende Region fortsetzt.

» ***Man kann den Schmerz mit etwas Übung visualisieren und dirigieren.*** **«**

Die Überschreibung – in der Neurophysiologie „Diffuse Noxious Inhibitory Control" (DNIC) genannt – läuft über das Rückenmark. Evolutionär hat sie vermutlich die Funktion, dass bei nacheinander auftretenden Schmerzreizen der ältere kurzzeitig abgeschaltet wird, um den Körper funktionsfähig zu halten – und ihm Flucht oder Kampf zu ermöglichen. Auch die Akupunktur scheint über diesen Mechanismus zu funktionieren.

Die zweite zentrale Strategie funktioniert auf mentale Weise – mithilfe von kognitiven Übungen oder Visualisierungen. Eines von vielen Beispielen ist die Vorstellung, dass sich der Schmerz im Körper zusammenzieht, bis er sich zu einer kleinen flammendroten Kugel ballt. Diese lässt man rotieren, zunächst auf der Stelle, dann aber schickt man sie wandernd durch den Organismus, bis sie sich schließlich aus dem Körper entfernt.

Konzentration hilft

Kern jeder mentalen Übung ist die Fokussierung – in diesem Fall auf den Schmerz. Anstatt ihn wegzudrücken kann es helfen, sich darauf zu konzentrieren. Das erfuhr auch Tim Parks, ein englischer Essayist. Unter einer chronischen und äußerst schmerzhaften Prostataentzündung leidend – er konnte nur noch am Stehpult schreiben –, hatte er alle medizinischen Therapien durchprobiert, doch ohne Erfolg. Nun suchte er in der Wildnis des World Wide Web nach Erfahrungsberichten anderer Patienten.

In seinem Buch „Die Kunst stillzusitzen. Ein Skeptiker auf der Suche nach Gesundheit und Heilung“ (Kunstmann Verlag) beschreibt Parks sehr amüsant, wie er auf einer amerikanischen Website die Empfehlung fand, sich ganz auf den Schmerz zu fokussieren und alles andere auszublenden. „Das war der erste Rat, der irgendeine Erleichterung brachte“, so der Autor, dem erst nach einigen Monaten klar wurde, dass es sich dabei um ein Grundprinzip der Meditation handelte: „Und das mir! Dem Rationalisten!"

» Die Patienten würden ihren Schmerz gerne vergessen. Aber so paradox es klingt: Manchmal hilft es gerade, sich darauf zu fokussieren. «

Parks, der nach mehreren Jahren Selbsterfahrung, darunter auch mit der traditionellen indischen Medizin, heute geheilt ist, hatte mentale Praktiken bis zu seiner Erkrankung entschieden abgelehnt. Er bezeichnete sie als „nonsense" – in diesem Begriff steckt übrigens genauso wie in der deutschen Übersetzung „Unsinn" das Nicht-Spüren. Gegen seine inneren Widerstände war der Schriftsteller von seinen indischen Ärzten immer wieder von der Prostata weg auf das Gehirn verwiesen worden: „Ich kann Ihnen einen Einlauf mit Sesamöl verschreiben", hatte einer gesagt. „Aber solange das Gerangel in Ihrem Kopf nicht aufhört, werden Sie keine echte Besserung erfahren."

Gerangel im Kopf

Was hat die hektische Aktivität gestresster Gehirne mit Schmerz zu tun? Einiges. In der Meditation erfahrene Menschen, zum Beispiel Zen-Buddhisten, werden nicht nur emotional gelassener, sondern auch weniger empfindlich gegenüber Schmerz. In Kernspinaufnahmen des Gehirns zeigt sich bei ihnen, dass diejenigen Bereiche des Vorderhirns, die sich mit der Bewertung des Schmerzes befassen (Sie erinnern sich, diese spielen auch beim Placeboeffekt eine Rolle), stärker ausgebildet sind. Diese Menschen haben also eine stärkere Kontrolle über ihre Gefühle wie auch ihren körperlichen Schmerz. Hirnregionen, die sich mit Gelerntem und Erfahrenem befassen, werden gedämpft, die Aktivität der Nervenzellen wendet sich in ihrem Zusammenspiel ganz dem Hier und Jetzt zu. Schon vier Tage Meditation können die Widerstandsfähigkeit gegenüber Schmerz deutlich erhöhen, fand ein internationales Team von Neurowissenschaftlern heraus.

Die Wahrnehmung vertiefen

Als die bildgebenden Verfahren in der Neurologie noch lange nicht so weit waren wie heute, in den Achtzigerjahren, studierte der amerikanische Molekularbiologe Jon Kabat-Zinn die physiologische Wirkung unterschiedlicher Meditationstechniken. Zu seinen ersten Probanden gehörten Menschen mit chronischen Rückenschmerzen. Der Erfolg motivierte Kabat-Zinn dazu, Meditationsübungen aus dem Vipassana, einer laienorientierten Richtung des Buddhismus, ihres spirituellen Rahmens zu entkleiden und daraus ein Übungsprogramm zu entwickeln: die „Mindfulness-Based Stress Reduction" (MSBR).

Heute wird diese Achtsamkeitsmeditation an über 300 Kliniken in den USA praktiziert. Wir haben uns 1999, vor der Gründung unserer Klinik, von Jon Kabat-Zinn ausbilden lassen und seither über 5000 Patienten mit Mind-Body-Medizin und einer speziellen Form von MBSR für Kranke behandelt – mit großem Erfolg.

„Mindfulness", Achtsamkeit – der Kern von Kabat-Zinns Lehre – ist nämlich ein nachhaltiger Ansatz, der über die regelmäßigen Meditationsübungen hinaus eine bewusstere Haltung dem Leben gegenüber einnimmt. Ausgehend von einer Schulung der Sinne sollen die Übenden eine Achtsamkeit für ihre täglichen Handlungen entwickeln, sie intensiver wahrnehmen. Bei der Übung, eine einzelne Rosine zu essen, sollen sie die verschiedensten Empfindungen wahrnehmen: das Gefühl, sie in den Mund zu nehmen, ihre Temperatur und Form zu spüren, das Aroma zu kosten, den Druck beim Zubeißen zu erleben usw. So banal die Übungen wirken, so beeindruckend ist ihre Wirkung: Das Gehirn arbeitet in anderen Wellenlängen – auch der Stoffwechsel verändert sich.

» Achtsamkeit ist nicht nur Therapie, sondern eine Haltung dem Leben gegenüber. Sie soll nachhaltig zu einem intensiveren Wahrnehmen führen und so helfen, Belastungen rechtzeitig zu erkennen. «

Gleichzeitig beginnen die Achtsamkeit Praktizierenden, auch sich selbst bewusster wahrzunehmen – der erste Schritt, wenn es darum geht, einen heraufziehenden Migräneanfall früher und rechtzeitig zu erkennen oder eine Belastung, die wieder Rückenschmerzen auslösen wird.

Den Körper „scannen"

Die Effekte einer bestimmten MBSR-Übung sind besonders verblüffend. Bei dem sogenannten Body Scan liegt man auf dem Rücken und geht in der Vorstellung minutiös den gesamten Körper durch – angefangen vom kleinen Zeh des rechten Fußes über den Zwischenraum zwischen dem kleinen Zeh und dem Nachbarzeh, dann den Nachbarzeh usw. Die Gedanken und alle Sinne richten sich auf die jeweilige Körperregion aus. Die Übung dauert, sorgfältig ausgeführt, an die 45 Minuten und sollte am besten täglich durchgeführt werden.

Anfangs ist der Body Scan enervierend langweilig, er verändert aber nach einiger Zeit die Körperwahrnehmung und fördert die Achtsamkeit. Irgendwann kann er in jeder Lebenslage, in der U-Bahn oder beim Zahnarzt, in viel kürzerer Zeit mit ähnlicher Wirkung ausgeführt werden. Ein Patient, der bei einem Motorradunfall ein Bein verloren hatte und unter massiven Phantomschmerzen litt, berichtete: „Im Bett liegend, hatte ich anfangs immer das Gefühl, mein verlorenes Bein steht durch die Matratze hindurch auf dem Boden. Nach zwei Wochen Body Scan ‚liegt' es jetzt von meinem Gefühl her brav neben dem anderen Bein!"

Antistress-Forschung

Auch wenn die Praktiken von Meditation oder MBSR manchen Menschen sehr „wolkig" vorkommen, Basis und Wirkung der Mind-Body-Medizin sind mittlerweile gut untersucht. Sie hat ihre Wurzeln in der Psychoneuroimmunologie, die sich in den Achtzigerjahren durchsetzte und die die enge Vernetzung von Nerven, Immunsystem und Psyche aufdeckte. Es zeigte sich, dass Gefühle – vermittelt über Botenstoffe, die vom Gehirn ausgeschüttet werden – die Abwehrbereitschaft des Körpers entscheidend beeinflussen.

›› Menschen ist es in der Regel nicht möglich, Stress zu vermeiden. Sie können aber lernen, anders damit umzugehen. ‹‹

Wie negativ sich Anspannung und psychische Belastungen auswirken, zum Beispiel auf die Ausschüttung des Stresshormons Cortisol, wurde zuerst in der Herz-Kreislauf-Medizin deutlich. In Boston, an der Harvard Medical School, fragte sich der Kardiologe Herbert Benson, was man dagegen tun könnte. Den Menschen zu empfehlen, Stress aus dem Weg zu gehen, schien in einer Leistungsgesellschaft wenig aussichtsreich.

Benson sichtete die medizinische Literatur zum Phänomen Stress und fragte sich, ob man die verhängnisvollen Botenstoff-Kaskaden, die zur Erhöhung des Pulsschlags, zur Verengung der Gefäße und zum Anstieg der risikoreichen Cholesterinanteile führen, nicht einfach „umdrehen“ könnte. Er experimentierte – ähnlich wie Kabat-Zinn – mit meditierenden Mönchen aus Tibet und suchte nach Wegen, eine „Entspannungsreaktion“ des Körpers herbeizuführen – das Gegenstück zum gefürchteten Stressreflex, den die Evolution für „Flucht oder Kampf“ hervorgebracht hat. Die Mönche konnten ihren Muskeltonus und ihre Atemfrequenz senken, ihren Herzschlag beruhigen und sogar ihren Stoffwechsel beeinflussen. Heute ist das Benson-Henry Institute in Boston die international führende Mind-Body-Einrichtung. Es betreibt im Massachusetts General Hospital klinische Forschung und hat mit großem Erfolg spezialisierte Mind-Body-Programme für unterschiedliche Krankheiten entwickelt. Wir arbeiten seit Jahren mit dem Institut zusammen und haben seine Konzepte mit dem MBSR-Training verbunden und erweitert.

Entspannung ist Arbeit

Wenn wir unsere Patienten fragen, was für sie Entspannung bedeutet, antworten viele: „ein heißes Bad“ oder „fernsehen“. Oder auch (die ganz Ehrlichen): „ein kühles Bier“. Vom Stoffwechsel her betrachtet, sind das aber keine effizienten Entspannungsformen, und selbst Schlaf hat eine geringere Tiefenwirkung als eine gelungene Meditation.

Die Fähigkeit, sich wieder oder erstmals entspannen zu können, ist Arbeit, das versuchen wir immer wieder klarzumachen. Unsere Patienten repräsentieren einen normalen Durchschnitt der Bevölkerung im Ruhrgebiet. Die meisten von ihnen haben sich noch nie zuvor mit so etwas wie Entspannungsverfahren oder Meditation befasst und sind erstaunt, wie banal der Vorgang eigentlich ist.

» Schlaf ist zur Erholung weniger effizient als gezielte Entspannung. «

„Keine Räucherstäbchen? Keine buddhistische Musik?", werden die Ordnungstherapeuten manchmal gefragt. Nein, nur eine Yoga-Matte, ein kleines Kissen, eine warme Decke und der eigene Atem.

Erfahrung kostet Zeit

Der Punkt ist, dass es nicht ausreicht, zu wissen, dass etwas guttut – man muss es auch erfahren, am eigenen Körper. Dieses Prinzip der Achtsamkeit ist Voraussetzung dafür, dass Patienten jene Form der Selbstfürsorge und Prävention nachhaltig in ihrem

Leben verankern können. „Einen Halbmarathon zu laufen ist leichter, als mich eine halbe Stunde zu entspannen“, erklärte mir einmal eine Schmerzpatientin.

Es stimmt, es ist erstaunlich schwierig, sich auf einen Punkt, auf ein Bild oder auf den eigenen Atem zu konzentrieren. Ständig schweifen die Gedanken ab, wollen ausbrechen aus der Strenge der Fokussierung. Die Regelmäßigkeit ist deshalb wichtig, sie bringt weiter: Studien zeigen, dass es etwa vier Wochen tägliche Übung braucht, bis der Körper veränderte Reaktionen auf Stress zeigt. Danach geht es dann leichter und schneller und der Körper kann auch unter Belastung schneller entspannen.

Die Vielfalt unserer Entspannungsschulung soll dazu dienen, dass die Patientinnen und Patienten eine Methode finden, die auch in ihrem ganz persönlichen Alltag funktioniert. Denn die Übersetzung der täglichen Übungen, die in der Klinik in einer Art geschütztem Raum stattfanden, ist nicht ganz einfach. „Immer wenn ich mich entspannen möchte, will mein Mann unbedingt mit mir reden“, berichtete eine Patientin. „Und wenn ich mich dann ins Schlafzimmer zurückziehe, kommt er mir nach und will wissen, was ich am helllichten Tag dort mache?!“

Achtsamkeit im Alltag

Männer und Frauen unterscheiden sich häufig in ihrer Achtsamkeitspraxis. Wenn ich mit männlichen Patienten nach ihrem Klinikaufenthalt spreche und sie frage, ob sich durch die Achtsamkeit etwas in ihrem Leben verändert hat, berichten viele überrascht, dass ihre Ehefrauen ganz begeistert von ihrem neuen achtsamen Verhalten seien. Wenn ich Patientinnen dasselbe frage, antworten sie häufig nur, ihre Partner merkten davon gar nichts.

Am wichtigsten ist aber, dass die Betroffenen selbst von ihrer Achtsamkeit profitieren. Ein wenig ist das so, als würden sie sich einen Fallschirm weben, den sie künftig für Notfälle ständig bei sich tragen. Werden sie dann wieder einmal aus der Flugbahn ihres Lebens geworfen, können sie mit der Achtsamkeit eine Art Reißleine ziehen und unbeschadet landen. Ein Patient sagte: „Achtsamkeit ist eine Therapie für eine dickere Haut.“ Und damit auch die Mind-Body-Medizin.

Schmerz auf Abstand halten

Nur selten gelingt es uns, einen seit Jahren oder Jahrzehnten existierenden chronischen Schmerz völlig verschwinden zu lassen. Aber nach einem Klinikaufenthalt in Essen beschreiben viele unserer Patienten, dass sie nun besser damit umgehen können und der Leidensdruck deutlich geringer geworden ist, obwohl der Schmerz weiter besteht. Sie können ihn nun quasi auf Abstand halten, und er beeinträchtigt ihr Leben weit weniger.

Das betrifft nicht nur Patienten mit Schmerzen unklarer Ursache, sondern auch solche mit handfesten Verletzungen oder Neuralgien. Eine Frau, Mitte 40, die als Folge einer Multiplen Sklerose eine Narbe am Hypothalamus trug, gab bei ihrer Einlieferung an, die Schmerzen seien „so gut wie unerträglich, zehn Punkte auf der Schmerzskala“. Bei ihrer Entlassung bezifferte sie diese nur noch mit einer „Drei“. Sie selbst führte das vor allem auf die Achtsamkeitsübungen zurück. Die Narbe im Gehirn war geblieben. Ihre Wahrnehmung hatte sich entscheidend geändert.

Jon Kabat-Zinn schreibt: „Man kann die Wellen des Meeres nicht zum Verschwinden bringen, aber man kann lernen, darauf zu reiten.“

V.

Teamwork – die Integrative Medizin der Zukunft

Je länger ich als Arzt arbeite, desto mehr wird mir bewusst, wie sehr die Erkrankungen und Symptome meiner Patienten nicht nur ihre äußeren Lebensumstände widerspiegeln (zum Beispiel Rückenschmerzen als Folge stundenlangen Sitzens), sondern auch ihr Innenleben, ihre persönlichen Biografien.

Chronische Schmerzen versteht die Medizin entweder als Ausdruck eines Abnutzungsprozesses, als Folge eines entzündlichen Vorgangs oder aber als Fehlschaltung der Nerven. Diese Sicht ist jedoch zu eng.

Hinter vielen dieser Symptome steckt ein tieferes Leid – etwas, das ich nur ungern als „psychisch" bezeichnen möchte, weil es eben nicht nur im Kopf steckt, sondern – wie auch der Schmerz – eng mit dem gesamten Körper verwoben ist. Häufig stellt sich bei unseren Patienten eine Besserung dann ein, wenn sich irgendwo, als Folge intensiver körperbezogener Therapien, eine Tür zu dieser persönlichen Geschichte geöffnet hat.

Psychosomatisch – in unserer Medizinkultur wird dieser Begriff für das Zusammenspiel von Körper und Seele fast abfällig gebraucht, für Leiden, die gar nicht als „echte“ Krankheiten gelten, sondern als Befindlichkeitsstörungen. Doch das ist falsch: Wahr ist, dass die Medizin sich häufig damit begnügt, Symptome zu behandeln, anstatt den Ursachen auf den Grund zu gehen.

Die Medizin vernachlässigt die Psyche, die Psychologie aber den Körper, hatte der Arzt und Begründer der psychosomatischen Medizin, Thure von Uexküll, kritisiert. Wahr ist aber auch, dass selbst die Psychosomatiker viel zu stark auf krankmachende Faktoren fixiert sind, anstatt sich für die gesundheitsfördernden Stärken zu interessieren. In der Psychologie selbst gibt es inzwischen Ansätze, die zeitraubende Psychoanalyse menschlicher Probleme an vielen Stellen durch konstruktive und lösungsorientierte Verhaltenstherapien ablösen. In der Medizin ist dieses an Ressourcen orientierte Denken noch nicht wirklich angekommen.

Die Naturheilkunde bietet hier Ansatzpunkte, die über die herkömmliche Medizin und die psychosomatische Medizin hinausgehen: Sie stellt nicht die Defizite, sondern die Potenziale der Betroffenen in ihr Zentrum. Sie eröffnet Handlungsmöglichkeiten und eine Perspektive über die Krankheit hinaus.

Einfluss nehmen

In Hunderten von Krankengeschichten begegnet mir immer wieder, was ich vor vielen Jahrzehnten in China kennengelernt hatte, ohne es damals wirklich zu verstehen: die Rolle von „Leere" und „Fülle", von „Blockaden" und ihrer Auflösung in der Genesis einer Krankheit. Auch wenn wir Ungleichgewichte in unserem Leben aus westlicher Perspektive anders wahrnehmen und beschreiben, so zeigt sich doch, dass sie Krankheit und Gesundheit ähnlich stark beeinflussen wie Bakterien oder Viren. Stress ist nur eine Metapher dafür. Über lange Jahre hat unser Organismus genügend Potenzial, einseitige Belastungen auszugleichen. Doch irgendwann reichen seine Kapazität und Flexibilität einfach nicht mehr aus.

Umgekehrt zeigt uns die Epigenetik: Über unseren Lebensstil können wir entscheidend beeinflussen, welche Genanlagen aktiviert oder abgeschaltet werden. Herbert Benson träumte vor 30 Jahren noch davon, mit Messungen zeigen können, dass die von ihm gefundene Entspannungsantwort einen Effekt auf die Gesundheit haben kann. Mit den analytischen Möglichkeiten der Molekularbiologie sehen wir heute, dass sie die Gen-Expression verändern – die Art, wie einzelne Gene an- und abgeschaltet werden.

Das Krankheitssystem

Was bedeutet das für die Medizin? Wir haben in Deutschland ein Gesundheitssystem, das das vieler anderer Länder übertrifft – zumindest, was die Ausgaben und die Versorgungsdichte angeht. Die Kehrseite davon ist, dass sich im Lauf der Zeit ein schier undurchdringliches Interessengeflecht entwickelt hat. Wie und wann Patienten behandelt werden, hängt weniger davon ab, wie es ihnen geht und was sie brauchen, sondern davon, was das Gesundheitssystem benötigt, um sich selbst zu erhalten. Ein Großteil der Mittel fließt nicht in die Betreuung der Patienten, sondern in die Institutionen und Strukturen.

Es stimmt leider: Unser Gesundheitssystem ist eigentlich ein Krankheitssystem. Es leugnet sowohl die Bedingungen, die Menschen krank gemacht haben, als auch ihre Fähigkeiten, zu ihrer Gesundung selbst beizutragen. Daran haben Appelle zu einer besseren Arzt-Patienten-Beziehung nichts geändert: Der Blick des Arztes richtet sich leider häufig nicht auf den Menschen, sondern ausschließlich auf die Krankheit. Das Paradoxe dabei ist: Während der Fortschritt wissenschaftlicher Erkenntnis immer deutlicher zeigt, wie unterschiedlich Menschen reagieren (zum Beispiel Krebspatienten auf eine Chemotherapie), werden Therapien gleichzeitig im Namen derselben Wissenschaft weiter schematisiert. Auch wenn viel von individualisierter Medizin die Rede ist, so passiert das Gegenteil: Bald wird das Gesundheitssystem aus ökonomischen Gründen Leistungen priorisieren – und kleinere Patientengruppen mit anderen als Durchschnittserkrankungen werden es schwer haben.

» ***Unser Gesundheitssystem ist eigentlich ein Krankheitssystem. Es leugnet sowohl die Bedingungen, die Menschen krank gemacht haben, als auch ihre Fähigkeiten, zu ihrer Gesundung selbst beizutragen.*** «

Wie wird der Arzt der Zukunft aussehen? Die junge Generation der Mediziner ist sehr skeptisch gegenüber der Art und Weise, wie bisher Medizin betrieben wird. Sie sucht nach Alternativen. Der „Generation Y“ dabei puren Hedonismus vorzuwerfen, wie das in Medizinerkreisen häufig geschieht, ist zu kurz gegriffen. Ärzte- und Studentengruppen wie „Medizin und Menschlichkeit“ oder „Einherz“ setzen sich äußerst ernsthaft mit der Frage auseinander, wie sie ihre Visionen, die sie zu dieser Berufswahl gebracht haben, gegen die bleiernen Strukturen des Gesundheitssystems durchsetzen können. Das dient nicht nur ihrer Selbstfürsorge, sondern gerade dem Wohl der Patienten.

Wie könnte die Medizin für mehr Gesundheit sorgen? Die Lösung liegt in der Integrativen Medizin – in der Verbindung der sich vorwiegend naturwissenschaftlich verstehenden Medizin mit traditionellen Heilverfahren. Damit würde sich der Fokus von der Behandlung von Krankheiten, der Pathologie, hin zur Salutogenese verschieben, zur Wissenschaft von der Gesundheit.

Die Integrative Medizin versucht, durch traditionelle Heilverfahren die individuelle Selbstregulation zu aktivieren und den Einsatz von Medikamenten zu minimieren, damit auch deren Nebenwirkungen. Angesichts der demografischen Entwicklung (Stichwort: „Überalterung der Gesellschaft“) ist das nicht nur eine Möglichkeit, sondern der einzige Weg, dem zu erwartenden Anstieg chronischer Erkrankungen etwas entgegenzusetzen.

Trotzdem zeigt das schulmedizinische „Establishment“ immer noch wenig Interesse für dieses Potenzial. Naturheilkundlichen Medizinern wird weiterhin vorgeworfen, ihre Methoden seien „unwissenschaftlich“ oder „esoterisch“. Das Gegenteil ist der Fall: Wir haben an meinem Lehrstuhl an der Universität Duisburg-Essen sogar ein Leitlinien-Büro eröffnet, in dem ein wissenschaftliches Team daran arbeitet, die Wirkungsnachweise zu sichten und aufzubereiten. Mit ihren Ergebnissen wollen wir in den Leitlinienkommissionen der Arbeitsgemeinschaft der Wissenschaftlichen Medizinischen Fachgesellschaften (AWMF) die Diskussion mit den Experten anderer medizinischer Fachrichtungen aufnehmen. Denn in diesen Kommissionen werden die Richtlinien festgelegt, nach denen Patienten in Deutschland behandelt werden.

Eine wissenschaftlich fundierte Naturheilkunde ist auch ein Bollwerk gegenüber der Flut an unseriösen, unbewiesenen und teilweise auch gefährlichen „alternativen“ Methoden, die auf dem unübersichtlichen Heilermarkt in Deutschland kursieren. Dafür brauchen wir aber öffentliche Forschungsmittel – denn über das Engagement einiger Stiftungen hinaus fehlt uns eine starke Lobby. Indem wir den Fokus auf die Patienten und ihre Selbstfürsorge legen, ersparen wir sicher langfristig Kosten, aber wir spielen gleichzeitig wenig Geld in das System ein: Von uns profitieren in erster Linie die Patienten.

Mit den chronischen Krankheiten wird auch die Zahl der Schmerzsyndrome in den kommenden Jahren weiter zunehmen. Das kann die Medizin nur bewältigen, wenn sie einerseits die Patienten in Selbsthilfestrategien und gesünderem Lebensstil schult, sie aber auch motiviert, tatsächlich etwas zu tun. Dafür sind neue Ansätze der Verhaltensmedizin notwendig.

Wir in Essen entwickeln solche für den stationären und für teilstationäre Aufenthalte. In unseren Tageskliniken treffen sich zum Beispiel Patientengruppen über mehrere Wochen, um systematisch ihre Fortschritte und Rückschläge im Alltag zu besprechen und Lösungen für eine bessere Umsetzung zu finden.

Aber auch für ambulante Betreuungsformen, zum Beispiel in der Geriatrie, wächst der Bedarf.

Die naturwissenschaftliche Medizin hat viel Wissen über den Körper gesammelt, besitzt aber wenig Erfahrung, dieses auf den individuellen Menschen anzuwenden. Die traditionellen Heilverfahren wie etwa die europäische Naturheilkunde haben in dieser Beziehung einen großen Erfahrungsschatz erworben, der nun mit modernsten Forschungsmethoden wissenschaftlicht untermauert wird. Erst in der Verbindung dieser beiden Ebenen kann die Medizin ihr ganzes Potenzial entfalten.

Das ist ein spannender Prozess. Er wird die Patienten mehr in den Mittelpunkt rücken. Gleichzeitig wird sich die Medizin stärker auf die Suche nach den Wurzeln der Gesundheit machen. Ein Paradigmenwechsel kündigt sich an. Die Patienten selbst werden dafür sorgen – mit Gesundheits-Apps, Meditation, Bewegung, vegetarischem Essen. Das digitale Zeitalter verändert die Hierarchien – auch in der Medizin. In der Naturheilkunde kann uns das nicht schrecken: Wir arbeiten schon lange im Team mit den Patienten – Hand in Hand.

VI.

Literatur

I. Schmerz – ein schwieriges Syndrom

Eisenberg DM, Kessler RC, Foster C, Norlock FE, Calkins DR, Delbanco TL. Unconventional Medicine in the United States. Prevalence, Costs, and Patterns of Use. N Engl J Med 1993; 328:246–252. www.nejm.org/toc/nejm/328/4/.

Kjeldsen-Kragh J, Haugen M, Borchgrevink CF, Laerum E, Eek M, Mowinkel P, Hovi K, Førre O. Controlled trial of fasting and one-year vegetarian diet in rheumatoid arthritis. Lancet 1991 Oct 12; 338(8772):899–902.

Leiß Ottmar. Evidenzbasierte Medizin: Kein L'art pour l'art, sondern zum Nutzen der Patienten. Dtsch Ärztebl 2015; 112(4): A 130–2.

Sackett DL, Rosenberg WM. The need for evidence-based medicine. J R Soc Med. 1995 Nov; 88(11):620–4.

Wolfe MM, Lichtenstein DR, Singh G. Gastrointestinal toxicity of nonsteroidal antiinflammatory drugs. N Engl J Med. 1999 Jun 17; 340(24):1888–99.

II. Schmerztherapie – die Einbahnstraße der Medikamente verlassen

Anwer S, Alghadir A, Brismée JM. Effect of Home Exercise Program in Patients With Knee Osteoarthritis: a Systematic Review and Meta-analysis. J Geriatr Phys Ther. 2015 Feb 18.

Benedetti F, Arduino C, Costa S, Vighetti S, Tarenzi L, Rainero I, Asteggiano G. Loss of expectation-related mechanisms in Alzheimer's disease makes analgesic therapies less effective. Pain. 2006 Mar; 121(1-2):133–44. Epub 2006 Feb 10.

Berman BM1, Langevin HM, Witt CM, Dubner R. Acupuncture for chronic low back pain. N Engl J Med. 2010 Jul 29;363(5):454-61. doi: 10.1056/NEJMct0806114.

Cameron M, Chrubasik S. Oral herbal therapies for treating osteoarthritis. Cochrane Database Syst Rev. 2014 May 22; 5:CD002947. doi: 10.1002/14651858.CD002947.pub2.

Chen YR1, Hung KW2, Tsai JC3, Chu H4, Chung MH1, Chen SR5, Liao YM1, Ou KL6, Chang YC7, Chou KR8. Efficacy of eye-movement desensitization and reprocessing for patients with posttraumatic-stress disorder: a meta-analysis of randomized controlled trials. PLoS One. 2014 Aug 7; 9(8):e103676. doi: 10.1371/journal.pone.0103676. eCollection 2014.

Cheung C, Wyman JF, Resnick B, Savik K. Yoga for managing knee osteoarthritis in older women: a pilot randomized controlled trial. BMC Complement Altern Med. 2014 May 18; 14:160. doi: 10.1186/1472-6882-14-160.

Cramer H, Lauche R, Haller H, Dobos G. A systematic review and meta-analysis of yoga for low back pain. Clin J Pain. 2013 May; 29(5):450–60. doi: 10.1097/AJP.0b013e31825e1492.

Enck P, Bingel U, Schedlowski M, Rief W. The placebo response in medicine: minimize, maximize or personalize? Nat Rev Drug Discov. 2013 Mar; 12(3):191–204. doi: 10.1038/nrd3923. Review.

Furlan AD, Imamura M, Dryden T, Irvin E. Massage for low-back pain. Cochrane Database Syst Rev. 2008 Oct 8; (4):CD001929. doi: 10.1002/14651858.CD001929.pub2. Review.

Haake M, Müller HH, Schade-Brittinger C, Basler HD, Schäfer H, Maier C, Trampisch HJ, Molsberger A. German Acupuncture Trials (GERAC) for chronic low back pain. Randomized, multicenter, blinded, parallel-group trial with 3 groups. Arch Intern Med. 2007 Sep 24; 167(17):1892–8.

Haller H, Cramer H, Lauche R, Dobos G: Somatoform disorders and medically unexplained symptoms in primary care. A systematic review and meta analysis of prevalence. Dtsch Ärztebl Int 2015; 112: doi: 10.3238/arztebl.2015.0.

Hohmann C, Ullrich I, Lauche R, Choi KE, Lüdtke R, Rolke R, Cramer H, Saha FJ, Rampp T, Michalsen A, Langhorst J, Dobos G, Musial F. The benefit of a mechanical needle stimulation pad in patients with chronic neck and lower back pain: two randomized controlled pilot studies. Evid Based Complement Alternat Med. 2012; 2012:753583. Epub 2012 Sep 11.

Kam-Hansen S, Jakubowski M, Kelley JM, Kirsch I, Hoaglin DC, Kaptchuk TJ, Burstein R. Altered Placebo and drug labeling changes the outcome of episodic migraine attacks. Sci Transl Med. 2014 Jan 8; 6(218):218ra5.

Koyama T, McHaffie JG, Laurienti PJ, Coghill RC. The subjective experience of pain: where expectations become reality. Proc Natl Acad Sci U S A. 2005 Sep 6; 102(36):12950–5. Epub 2005 Sep 6.

Lauche R, Romeikat N, Cramer H, Al-Abtah J, Saha F, Dobos G. Efficacy of cabbage leaf wraps in treating symptomatic oesteoarthritis of the knee – A randomized controlled trial. Integr. Med. Res. 2015; 4(1):16.

Lauche R, Cramer H, Langhorst J, Dobos G. A systematic review and meta-analysis of medical leech therapy for osteoarthritis of the knee. Clin J Pain. 2014 Jan; 30(1):63–72. doi: 10.1097/AJP.0b013e31828440ce.

Lauche R, Materdey S, Cramer H, Haller H, Stange R, Dobos G, Rampp T. Effectiveness of home-based cupping massage compared to progressive muscle relaxation in patients with chronic neck pain. A randomized controlled trial. PLoS One. 2013 Jun 7; 8(6):e65378. doi: 10.1371/journal.pone.0065378. Print 2013.

Lauche R, Langhorst J, Dobos G, Cramer HA. Systematic review and meta-analysis of Tai Chi for osteoarthritis of the knee. Complement Ther Med. 2013 Aug; 21(4):396–406. doi: 10.1016/j.ctim.2013.06.001. Epub 2013 Jul 1.

Lauche R, Wübbeling K, Lüdtke R, Cramer H, Choi KE, Rampp T, Michalsen A, Langhorst J, Dobos G. Randomized controlled pilot study: pain intensity and pressure pain thresholds in patients with neck and low back pain before and after traditional East Asian „gua sha“ therapy. Am J Chin Med. 2012; 40(5):905–17. doi: 10.1142/S0192415X1250067X.

Lauche R, Cramer H, Hohmann C, Choi KE, Rampp T, Saha FJ, Musial F, Langhorst J, Dobos G. The effect of traditional cupping on pain and mechanical thresholds in patients with chronic nonspecific neck pain: a randomised controlled pilot study. Evid Based Complement Alternat Med. 2012; 2012:429718. doi: 10.1155/2012/429718. Epub 2011 Dec 7.

Laupattarakasem W1, Laopaiboon M, Laupattarakasem P, Sumananont C. Arthroscopic debridement for knee osteoarthritis. Cochrane Database Syst Rev. 2008 Jan 23; (1):CD005118. doi: 10.1002/14651858.CD005118.pub2.

Linde K, Allais G, Brinkhaus B, Manheimer E, Vickers A, White AR. Acupuncture for tension-type headache. Cochrane Database Syst Rev. 2009 Jan 21; (1):CD007587. doi: 10.1002/14651858.CD007587.

Linde K, Allais G, Brinkhaus B, Manheimer E, Vickers A, White AR. Acupuncture for migraine prophylaxis. Cochrane Database Syst Rev. 2009 Jan 21; (1):CD001218. Review.

Machado GC, Maher CG, Ferreira PH, Pinheiro MB, Lin CW, Day RO, McLachlan AJ, Ferreira ML. Efficacy and safety of paracetamol for spinal pain and osteoarthritis: systematic review and meta-analysis of randomised placebo controlled trials. BMJ. 2015 Mar 31; 350:h1225. doi: 10.1136

MacPherson H, Vertosick E, Lewith G, Linde K, Sherman KJ, Witt CM, Vickers AJ. Influence of control group on effect size in trials of acupuncture for chronic pain. A secondary analysis of an individual patient data meta-analysis. Acupuncture Trialists' Collaboration. PLoS One. 2014 Apr 4; 9(4):e93739. doi: 10.1371/journal.pone.0093739. eCollection 2014.

Manheimer E, Cheng K, Linde K, Lao L, Yoo J, Wieland S, van der Windt DA, Berman BM, Bouter LM. Acupuncture for peripheral joint osteoarthritis. Cochrane Database Syst Rev. 2010 Jan 20; (1):CD001977. doi: 10.1002/14651858.CD001977.pub2.

Meissner K, Fässler M, Rücker G, Kleijnen J, Hróbjartsson A, Schneider A, Antes G, Linde K. Differential effectiveness of placebo treatments: a systematic review of migraine prophylaxis. JAMA Intern Med. 2013 Nov 25; 173(21):1941–51. doi: 10.1001/jamainternmed.2013.10391.

Michalsen A, Klotz S, Lüdtke R, Moebus S, Spahn G, Dobos G. Effectiveness of leech therapy in osteoarthritis of the knee: a randomized, controlled trial. Ann Intern Med 2003 Nov 4; 139(9):724–30.

Michalsen A, Lüdtke R, Cesur O, Afra D, Musial F, Baecker M, Fink M, Dobos GJ. Effectiveness of leech therapy in women with symptomatic arthrosis of the first carpometacarpal joint. A randomized controlled trial. Pain 2008 Jul 15; 137(2):452–9.

Müller H, de Toledo FW, Resch KL. Fasting followed by vegetarian diet in patients with rheumatoid arthritis: a systematic review. Scand J Rheumatol 2001; 30(1):1–1.

O'Connor SR, Tully MA, Ryan B, Bleakley CM, Baxter GD, Bradley JM, McDonough SM. Walking Exercise for Chronic Musculoskeletal Pain: Systematic Review and Meta-Analysis. Arch Phys Med Rehabil. 2015 Apr; 96(4):724–734.e3. doi: 10.1016/j.apmr.2014.12.003. Epub 2014 Dec 19.

Rampp T, Cramer H, Dobos G,: Komplementäre Verfahren in der Schmerztherapie aus Diener CH(Herausgeber), Maier C (Herausgeber) Bingel (Herausgeber) Das Schmerztherapie Buch: medikamentös - interventionell – psychologisch. Gebundene Ausgabe – 5. 2015, Urban und Fischer Verlag/Elsevier GmbH

Reichenbach S, Rutjes AW, Nüesch E, Trelle S, Jüni P. Joint lavage for osteoarthritis of the knee. Cochrane Database Syst Rev. 2010 May 12; (5):CD007320. doi: 10.1002/14651858.CD007320.pub2.

Uehleke B, Brignoli R, Rostock M, Saller R, Melzer J. Phytodolor® in musculoskeletal disorders: re-analysis and meta-analysis. Forsch Komplementmed. 2011; 18(5):249–56. doi: 10.1159/000332820. Epub 2011 Oct 4.

Uthman OA, van der Windt DA, Jordan JL, Dziedzic KS, Healey EL, Peat GM, Foster NE. Exercise for lower limb osteoarthritis: systematic review incorporating trial sequential analysis and network meta-analysis. BMJ. 2013 Sep 20; 347:f5555. doi: 10.1136/bmj.f5555.

Wang C, Schmid CH, Rones R, Kalish R, Yinh J, Goldenberg DL, Lee Y, McAlindon T. A randomized trial of tai chi for fibromyalgia. N Engl J Med. 2010 Aug 19; 363(8):743–54. doi: 10.1056/NEJMoa0912611.

Williams MC, Maher CG, Latimer J, McLachlan AJ, Hancock MJ, O'Day R, Chung-Wei CL. Efficacy of paracetamol for acute low-back pain: a double-blind, randomized controlled trial. Lancet. Published Online: 23 July 2014. doi: http://dx.doi.org/10.1016/S0140-6736(14)60805-9.

Yuan QL, Guo TM, Liu L, Sun F, Zhang YG. Traditional chinese medicine for neck pain and low back pain: a systematic review and meta-analysis. PLoS One. 2015 Feb 24; 10(2):e0117146.

III. Ganzheitlich – wer den Körper behandelt, berührt auch die Seele

Cramer H, Lauche R, Hohmann C, Lüdtke R, Haller H, Michalsen A, Langhorst J, Dobos G. Randomized-controlled trial comparing yoga and home-based exercise for chronic neck pain. Clin J Pain. 2013 Mar; 29(3):216–23. doi: 10.1097/AJP.0b013e318251026c.

Cramer H, Lauche R, Haller H, Dobos G. A systematic review and meta-analysis of yoga for low back pain. Clin J Pain. 2013 May; 29(5):450–60. doi: 10.1097/AJP.0b013e31825e1492. Review.

Klingler W, Velders M, Hoppe K, Pedro M, Schleip R. Clinical relevance of fascial tissue and dysfunctions. Curr Pain Headache Rep. 2014 Aug; 18(8):439. doi: 10.1007/s11916-014-0439-y.

Langevin HM, Yandow JA. Relationship of acupuncture points and meridians to connective tissue planes. Anat Rec. 2002 Dec 15; 269(6):257–65.

Michalsen A, Bock S, Lüdtke R, Rampp T, Baecker M, Bachmann J, Langhorst J, Musial F, Dobos GJ. Effects of Traditional Cupping Therapy in Patients With Carpal Tunnel Syndrome. A Randomized Controlled Trial. J Pain 2009.

IV. Mind-Body-Medizin – wie man Erfahrungen verändert

Bhasin MK, Dusek JA, Chang BH, Joseph MG, Denninger JW, Fricchione GL, Benson H, Libermann TA. Relaxation response induces temporal transcriptome changes in energy metabolism, insulin secretion and inflammatory pathways. PLoS One. 2013 May 1; 8(5):e62817. doi: 10.1371/journal.pone.0062817. Print 2013.

la Cour P, Petersen M. Effects of mindfulness meditation on chronic pain: a randomized controlled trial. Pain Med. 2015 Apr; 16(4):641–52. doi: 10.1111/pme.12605. Epub 2014 Nov 7.

Dobos G, Altner N, Lange S, Musial F, Langhorst J, Michalsen A, Paul A. Mind-body medicine as a part of German integrative medicine. Bundesgesundheitsblatt Gesundheitsforschung Gesundheitsschutz. 2006 Aug; 49(8):723–8. Review. German.